Perception et prise en charge du paludisme en médecine traditionnelle en Côte d'Ivoire

Enseignement et éducation en Afrique
Dirigée par Magloire KEDE ONANA

En ces temps de crise généralisée, l'Afrique, comme beaucoup d'autres continents de la planète, traverse des moments extrêmement difficiles dans tous les secteurs d'activités. Au plan de son secteur éducatif objet de nos investigations, la crise ne cesse d'assombrir la vie des différents acteurs de nos communautés éducatives : les parents pour la plupart démissionnent chaque jour devant leurs responsabilités ; les enseignants qui pourtant ont entre autres tâches celles d'exercer dans les jeunes esprits la faculté de penser et de développer en eux le sentiment de la valeur de l'homme deviennent de plus en plus comme des bouches inutiles. Premiers passeurs culturels, ils ont toujours du mal à affirmer leur autorité devant une jeunesse devenue esclave dans l'usage de nouveaux moyens sophistiqués de diffusion de la seule culture moderne. Une telle situation installe tous les acteurs ainsi désignés dans un malaise profond, accentué par leur porte-monnaie qui ne répond plus à tous les défis. La conséquence au niveau des apprenants va être la langueur, la désertion, l'angoisse ou la phobie permanente des échecs et le désenchantement sur les lendemains de l'école.

Pour s'élever au-dessus de toutes nos limitations, l'alternative qui semble s'imposer à nous tous c'est : créer ou disparaître. Nous devons pour ainsi dire nous employer à la production radicale de nouvelles manières de voir, de faire et d'être ; autant d'orientations et de combinaisons originales sous l'effet desquelles un nouveau re-décollage est possible au risque de devenir comme des balafons crevés. Une telle entreprise nécessairement collective doit donc s'ouvrir et nous ouvrir aux autres, parce qu'elle contribuera à mesurer désormais l'avenir de nos Etats à leur capacité de stimuler l'intelligence de leurs concitoyens.

C'est suite à ce constat et surtout sous l'impulsion des Editions L'Harmattan, que l'idée de créer la collection « **Enseignement et éducation en Afrique** » s'est imposée.

Dernières parutions

Adou APPIAH, *Le syndicalisme en Afrique subsaharienne. L'expérience de la Côte d'Ivoire*, 2012.
Essomba FOUDA, *Réforme, emploi et développement dans les systèmes éducatifs d'Afrique noire. Le cas du Cameroun*, 2012.
Jackie FOURNIOL, *L'enseignement technique et professionnel au Congo-Brazzaville*, 2011.
Luc NDJODO, *Les enfants de la transition. Une génération en danger ?*, 2011.

Bah Jean-Pierre KOUAKOU

Perception et prise en charge du paludisme en médecine traditionnelle en Côte d'Ivoire

Préface du Professeur N'guessan François KOUAKOU

L'Harmattan

5-7, rue de l'Ecole-Polytechnique, 75005 Paris

http://www.librairieharmattan.com
diffusion.harmattan@wanadoo.fr

ISBN : 978-2-343-00815-8
EAN : 9782343008158

SOMMAIRE

PREFACE

« 'Le paludisme en médecine culturelle Baoulé-agba de Côte d'Ivoire' », tel est le titre du livre écrit par Dr Bah Jean-Pierre KOUAKOU.

En exploitant une des dimensions de la socio-anthropologie médicale, à partir du paludisme en pays Baoulé-agba, l'auteur met en évidence l'intérêt et la nécessité de la collaboration entre la médecine traditionnelle et la médecine moderne.

Tant qu'il s'agira de la santé humaine, aucune contribution positive ne devrait être négligée pour venir à bout d'une maladie, ou tout au moins la maîtriser. C'est à cette exhortation à laquelle nous invite KOUAKOU BAH.

A l'aide des exemples concrets, il situe bien la perception de la maladie (paludisme) dans son environnement naturel, humain, culturel et spirituel, pour mieux nous instruire. Les critiques qu'il formule sont aussi une contribution objective à ce projet d'encouragement des médecines moderne et traditionnelle dans l'histoire du processus des soins de santé.

Puisse cet ouvrage atteindre ses objectifs qui sont sans aucun doute, la connaissance des pathologies en milieu baoulé-agba et plus spécifiquement du paludisme et des méthodes et techniques utilisées pour les soins à prodiguer aux patients qui en sont affectés.

A travers ce travail, c'est la socio-anthropologie médicale qui est sollicitée pour soutenir les efforts des sciences médicales dans cet objectif commun d'amélioration des conditions de santé de notre espèce humaine.

Professeur KOUAKOU N'guessan François
Président Honoraire (Université de Bouaké)

INTRODUCTION

Le droit au meilleur état de santé que l'homme est capable d'atteindre est un droit fondamental de tout être humain. Mais qu'est-ce que la santé ?

Pour l'Organisation Mondiale de la Santé (O.M.S.), «*la santé est un état de complet bien-être physique, mental et social et ne consiste pas seulement en une absence de maladie ou d'infirmité* ». Dès lors, le traitement des états morbides ou des maladies ne doit pas être l'apanage de la médecine officielle au risque d'occulter bien d'autres aspects non moins importants relevant de la dimension sociale de la maladie. La santé est largement déterminée par le niveau de développement atteint d'un pays mais elle est aussi déterminante pour son avenir, surtout quand celui-ci s'appuie sur la valorisation des ressources humaines. Ce binôme santé/développement est à la base de toutes les recommandations internationales à travers divers sommets, conférences et chartes dont ceux-ci :

- Conférence d'Alma Ata en 1978 sur les soins de santé primaires ;

- Charte de développement sanitaire de la région africaine en 1981 ;

- Initiative de Bamako en 1987 ;

- Conférence régionale sur la maternité sans risque en 1989 ;

- Charte de développement de l'enfant en 1990 ;

- Conférence ministérielle d'Amsterdam sur le paludisme en 1992 ;

- Conférence sur l'environnement à Rio de Janeiro en 1992 ;

- Conférence internationale sur la population et le développement au Caire en 1994 ;

- Sommet mondial sur le développement social en 1995 ;

- Déclaration d'Abuja sur l'Initiative "Faire reculer le paludisme" par les chefs d'états et de gouvernements africains et instauration de la journée africaine de lutte contre le paludisme en 2000.

Ces nombreuses conférences sur la santé et le développement dénotent de l'importance du rapport métonymique qu'entretiennent ces deux notions. En effet, sans santé, il n'y a pas de bras valides pour produire le développement et sans développement, il n'y a pas de connaissances, de techniques efficaces pour maintenir et promouvoir la santé de la population. Ainsi, l'interdépendance de ces deux notions fait que tout problème de santé constitue un frein au développement.

Dans les pays du tiers monde et particulièrement en Afrique, les maladies endémo-épidémiques (dracunculose, onchocercose, bilharziose, trypanosomiase, paludisme, etc.) constituent des problèmes de santé publique qui entravent le processus de développement de ces pays. Parmi ces maladies, le paludisme est déclaré comme une des plus meurtrières de toutes les affections humaines (Olivier de Sardan, 1990). Cette parasitose touche toutes les couches sociales avec une prédominance des populations les plus pauvres (O.M.S., 1998). Les populations rurales sont majoritairement touchées par le paludisme qui, lorsqu'il frappe les familles les rend invalides et inaptes aux activités agricoles. Cette situation a pour conséquence immédiate la perte d'une partie du revenu annuel. Ainsi une famille affectée par le paludisme défriche-t-elle seulement 40% de la superficie défrichée par une famille en bonne santé (O.M.S., 1998). Selon l'Organisation Mondiale de la Santé (O.M.S.), plus de 70% des décès mondiaux par formes graves de paludisme sont observés chez les enfants africains dans les zones rurales (O.M.S., 1997). On note aussi que le paludisme tue un enfant toutes les trente secondes (O.M.S., 1998).

Malgré les progrès thérapeutiques et les efforts pour tenter de l'enrayer, il reste endémique dans des zones où vivent près de deux milliards de personnes, soit 34% de la population mondiale (Danis et Mouchet, 1991). Cette parasitose sévit essentiellement dans les pays en développement d'Amérique latine, d'Asie du Sud-Est et d'Afrique. Mais le paludisme dans le monde est dominé par l'immense foyer d'Afrique tropicale qui s'étend de l'Atlantique à l'océan Indien, du Sahara au Kalahari et déborde dans les îles voisines et notamment Madagascar. L'Afrique au sud du Sahara est la zone la plus touchée du monde (O.M.S., 1997). Selon l'Organisation Mondiale de la Santé (O.M.S.), le paludisme menace 300 à 500 millions de personnes par an et en tue 1,5 à 3 millions. Environ 80 à 90% des cas cliniques déclarés chaque année proviennent de ces régions d'endémie, notamment du continent africain (O.M.S., 1997). La grande létalité de cette maladie, un mort toutes les douze secondes, fait que le paludisme est avec le SIDA la maladie la plus infectieuse qui provoque dans le monde, et en particulier en Afrique, le plus grand nombre de décès (Hamza, 1998).

La Conférence ministérielle sur le paludisme en octobre 1992 à Amsterdam (Pays-Bas) a reconnu que le paludisme est une menace majeure pour la santé et un obstacle dans la voie du développement économique des individus, des communautés et des nations. Elle a également souligné la nécessité urgente d'un engagement en faveur de la lutte contre le paludisme de la part des gouvernements, de tous ceux qui travaillent au développement, à la santé et à la communauté mondiale. Mais la lutte antipaludique est bien antérieure à cette période.

En Côte d'Ivoire, le Programme National de Lutte contre le Paludisme (P.N.L.P), organe du Ministère de la Santé Publique chargé de la lutte contre l'endémie parasitaire, a introduit dans son programme la création d'un centre d'imprégnation de moustiquaires par district sanitaire. Ce programme a pour objectif de :
- réduire de 50% le taux de mortalité lié au paludisme chez les enfants de moins de cinq ans ;
- réduire de 50% la létalité liée au paludisme chez les enfants de moins de cinq ans ;
- réduire de 50% la morbidité liée au paludisme chez les enfants de moins de cinq ans ;
- réduire de 50% la morbidité liée au paludisme chez les femmes enceintes suivant régulièrement la consultation prénatale (M.S.P, 1996).

Ces objectifs ainsi définis témoignent de l'adoption de la Déclaration mondiale sur la lutte antipaludique à Amsterdam en octobre 1992 par le Gouvernement ivoirien. Bien que le paludisme sévisse dans presque toutes les régions du monde et infecte les jeunes comme les personnes âgées, il est à noter que les enfants sont particulièrement menacés. Ainsi le paludisme est-il l'une des principales causes de décès chez les enfants en Afrique tropicale : il tue un enfant sur vingt avant l'âge de cinq ans (Gentilini, 1993).

Dans la droite ligne de la stratégie mondiale de lutte antipaludique adoptée à la Conférence d'Amsterdam, un nouveau projet dénommé «Faire reculer le palu-

disme » est actuellement mis sur pied par quatre Organisations internationales : le Fonds des Nations Unies pour l'Enfance (UNICEF), le Programme des Nations Unies pour le Développement (PNUD), la Banque Mondiale et l'Organisation Mondiale de la Santé (O.M.S.). En effet, depuis 1998, le programme «Faire reculer le paludisme » a été lancé par les quatre Institutions à l'instigation du Directeur Général de l'Organisation Mondiale de la Santé d'alors, le Docteur Gro Harlem Brundtland. Cette action ne nécessiterait pas seulement la participation active du secteur de santé mais aussi celle d'autres secteurs publics, celle du secteur privé lorsque les activités de celui-ci pourraient directement ou indirectement avoir une incidence sur la situation paludique, des organismes non gouvernementaux et des collectivités touchées elles-mêmes. Ce champ d'action d'ordre macroscopique fait de cette initiative une des voies les plus indiquées pour la lutte antipaludique. C'est dans cette perspective que l'initiative "Faire reculer le paludisme" ou "Roll Back Malaria" (R.B.M) est adoptée par plusieurs pays africains, zones endémiques du paludisme. Depuis janvier 2001, elle est introduite dans le Programme National de Lutte contre le Paludisme en Côte d'Ivoire. Les objectifs assignés à l'Initiative "Faire reculer le paludisme" consistent à :
- réduire la mortalité due au paludisme ;
- réduire la morbidité due au paludisme ;
- réduire les conséquences socio-économiques néfastes du paludisme (M.S.P, 2001).

En Côte d'Ivoire, le paludisme est donc un problème de santé publique persistant toute l'année avec une recrudescence pendant la saison des pluies (Niangué, 2001).

L'accès palustre d'un point de vue biomédical est une affection dont le seul examen clinique ne permet pas de poser le diagnostic avec certitude : le plus souvent les symptômes diffèrent selon les âges de la vie et se présentent, dans tous les cas, avec des tableaux cliniques polymorphes. Un diagnostic formel ne peut donc être que biologique (Bonnet, 1990). Cependant, cette approche biomédicale de la maladie diffère de celle entretenue dans les sociétés traditionnelles notamment africaines. En effet, dans ces sociétés la maladie est un évènement dont la dimension dépasse la sphère du biologique ; l'environnement social et spirituel détermine les schémas étiologiques et thérapeutiques (Augé et Herzlich, 1986). Les différents sens de la maladie définis par Zempleni imposent bien un dépassement de la sphère biologique et une prise en compte des réalités sociologiques qu'entretient cette notion. De fait, contrairement au français qui ne dispose que d'un seul mot, maladie, l'anglais peut en utiliser trois : *illness*, *desease* et *sickness*. Cette constatation linguistique a conduit les auteurs anglosaxons en particulier Horacio Fabrega, à tirer des conséquences théoriques pour l'anthropologie médicale. « *La conséquence iatrogénétique qui nous est la plus familière en est une illustration élémentaire : mon expérience subjective de quelque chose d'anormal, ma souffrance, mes douleurs, mes malaises (mon illness) est considéré comme le signal d'un état d'altération biologique objectivement attestable de mon organisme (de mon desease), état biophysique que le diagnostic de mon médecin érige en fondement légitime de mon état ou de mon rôle social de "malade", soit de mon sickness qui n'est ni le résultat psychologique, ni la réalité biomédicale, ni la réalité socioculturelle de ma "maladie"* »[1]. D'une manière générale, on peut observer que la réalité biologique de la maladie ne correspond pas à la réalité de celui qui est atteint. C'est ce qui conduit à parler en Europe de « maladie du médecin » et de « maladie du malade »[2]. En Afrique, l'idée de maladie est souvent moins pertinente que celle de possession par un esprit maléfique (Fassin, 1990).

Fort de ces constatations, comment le paludisme est-il perçu et pris en charge dans les communautés rurales ivoiriennes?

C'est à ce questionnement principal que tente de répondre ce texte en prenant pour référence le cas des Baoulé-agba de Côte d'Ivoire. Pour ce faire, cette réflexion s'appuie, au niveau méthodologique, sur des données d'une enquête quantitative (questionnaire adressé aux ménages) et qualitative (entretiens semi-directifs avec les tradithérapeutes et focus group avec les notabilités) des villages de Koguinan (Sous-préfecture de Dimbokro), de Tchimoukro (Sous-préfecture de Bocanda) et de Guimbo-n'dolikro (Sous-préfecture de Kouassi-Kouassikro).

Ce travail s'articule autour de trois principaux chapitres.

Le premier chapitre présente la médecine culturelle baoulé-agba.

Le deuxième chapitre examine les représentations religieuses et leur transparence dans le traitement de la maladie.

---

[1]Andras ZEMPLENI (1985). La « maladie » et ses « causes », Ethnographie, p.14.

[2] Didier FASSIN (1990). « Maladie et médecins », *dans Sociétés, développement et santé.* Paris, Ellipses/Aupelf, P. 40.

Le troisième chapitre apprécie les perceptions sociales et le traitement du paludisme dans la culture médicale baoulé-agba.

CHAPITRE I

LA MEDECINE CULTURELLE BAOULE-AGBA

La médecine culturelle ou médecine traditionnelle peut se comprendre comme la science des maladies et l'art de les soigner, ayant pour substrat les connaissances médicinales issues de la culture. Tout groupe social a une culture médicale qui lui est spécifique. C'est d'elle que résulte le système sanitaire traditionnel. Elle oriente les représentations socioculturelles de la santé et de la maladie et définit le processus de soins.

1.1- APERCU SOCIO-HISTORIQUE ET GEOGRAPHIQUE DES BAOULE-AGBA

1.1.1- Le contexte historique

Les Agba sont un sous-groupe de l'ethnie Baoulé[3] de Côte d'Ivoire. Ils ont immigré au début du XVIIIe siècle de la Gold Coast, actuel Ghana, sur le territoire appelé aujourd'hui Côte d'Ivoire sous la conduite de la légendaire reine Abla Pokou qui était une princesse ashanti de la cour de Kumasi. A la mort du roi Oséi Tutu, Daaku, son frère, héritier au trône, perdit la bataille de succession qui l'opposa à son cousin Opoku Warè et fut mis à mort. Clandestinement, sa sœur rassembla ses partisans et quitta la cour royale. Sur la route de l'exode, les eaux du fleuve Comoé, devenues tumultueuses, étaient un obstacle sur le chemin des

[3] Ethnie localisée au centre de la Côte d'Ivoire.

fugitifs poursuivis par l'armée d'Opokou Warè. Après consultation des oracles, il fut recommandé, pour calmer les eaux en furie, le sacrifice d'un enfant de sang royal. Devant le refus des différents chefs qui l'accompagnaient de consentir à offrir l'un des leurs, Abla Pokou, pour sauver la vie de tous ceux qui l'avaient suivie dans sa fuite, dut sacrifier au génie du fleuve son enfant unique. Ce geste héroïque qui a permis la traversée du Comoé est en même temps le geste fondateur du royaume baoulé. Après la traversée du fleuve, la reine aurait prononcé ces mots *: « ba-ou-li »* qui signifie « *l'enfant est mort* ». Les Baoulé tireraient leur nom de là.

L'appellation Agba proviendrait, selon certaines versions de la culture du manioc par ce peuple pour se nourrir. Cependant, une autre version, plus réaliste, fait comprendre que ce mot est une déformation linguistique de *yakpa*[4], qui signifie "téméraire, brave". Les Agba seraient donc des "*safougnrin",* c'est-à-dire "braves guerriers". Ils étaient, durant la migration des Baoulé de la Gold Coast vers l'actuelle Côte d'Ivoire, chargés d'assurer la sécurité de l'ensemble des migrants.

1.1.2- La situation géographique

La localisation actuelle des Baoulé-agba, selon le découpage administratif de la Côte d'Ivoire, se situe dans la région du N'zi-Comoé. Ils sont installés principalement dans les Départements de Dimbokro,

[4] KOUADIO K.P. (2007). Historique du nom Dimbokro et du peuple Agba, non publié, p. 3.

Daoukro, M'bahiakro, Bocanda et Ouellé et dans les Sous-préfectures de Kouassi-Kouassikro et Ettrokro.

1.2- ONTOLOGIE DE LA MEDECINE TRADITIONNELLE BAOULE-AGBA

1.2.1- Définition de la médecine traditionnelle

Selon la définition de l'Organisation Mondiale de la Santé (OMS), la médecine traditionnelle « se rapporte aux pratiques, méthodes, savoirs et croyances en matière de santé qui impliquent l'usage à des fins médicales de plantes, de parties d'animaux et de minéraux, de thérapies spirituelles, de techniques et d'exercices manuels (séparément ou en association) pour soigner, diagnostiquer et prévenir les maladies ou préserver la santé ». Dans les pays industrialisés, les adaptations de la médecine traditionnelle sont nommées « médecine complémentaire», « médecine alternative », « médecine non conventionnelle », ou encore « médecine parallèle ».

En Afrique et particulièrement en Côte d'Ivoire, le terme de médecine traditionnelle est employé en référence à la médecine héritée des coutumes, celle issue de la tradition ancestrale. Elle est aussi dite naturelle en raison des moyens dont elle fait usage dans la thérapeutique de la maladie. Mais l'efficacité de cette médecine a longtemps été récusée par la médecine moderne. Néanmoins, à l'initiative de l'O.M.S., des programmes de recherches ont été élaborés pour évaluer le travail des "guérisseurs". Ce processus de reconnaissance et d'intégration de la médecine traditionnelle à l'ensemble du système de santé s'est concrétisé en Côte d'Ivoire par la création du Programme National de Promotion de la Médecine

Traditionnelle (P.N.P.M.T.). Pourquoi ces récriminations au niveau de la science médicale africaine ?

Pour situer ses enjeux, il convient d'analyser l'acquisition de ses connaissances médicales et sa pratique.

1.2.2- L'acquisition de la connaissance médicale traditionnelle

La science médicale africaine est liée à la connaissance des vertus thérapeutiques des plantes dont les esprits seraient les dépositaires. La pratique de celle-ci relève d'une initiation dont le choix des initiés, le mode et les moyens de transmission des connaissances témoignent de sa spécificité.

La médecine traditionnelle est une science initiatique. Comme telle, elle s'entoure de mystères qui entretiennent l'acquisition des connaissances médicinales des plantes. C'est l'exploitation de l'univers du visible et de l'invisible. Dès lors, le choix de l'initié ne se fait pas ex-nihilo ; il est guidé par les esprits qui sont la consécration du sacré non visible. Trois ordres initiatiques déterminent le choix des initiés. Il s'agit de l'initiation par l'entremise d'un génie, d'un membre de la famille ou d'un tradithérapeute.

Le choix de l'initié par un génie est quasiment obligatoire, voire forcé car il ne relève pas de la volonté du concerné. C'est par exemple le cas des génies *Assiè oussou* incarnant la danse *kômien* chez les Baoulé-agba qui choisissent une jeune personne qu'ils estiment afin qu'elle les serve au travers de cette danse. Le choix repose donc sur l'estime des génies et la clairvoyance de la personne (étant donné que les génies *Assiè oussou* sont des esprits invisibles dans le monde matériel).

Deux cas de figures se présentent dans le cas du choix de l'initié par un génie.

Le premier cas est la disparition soudaine de la personne choisie pour l'initiation pendant une période donnée. Cette disparition va amener la famille du disparu à consulter un oracle (*n'zuéyifouè*) qui la rassure de la nouvelle vie spirituelle que va mener celui-ci.

Le second cas, qui peut se présenter, est une sorte de bouffée délirante dont est victime l'initié choisi par les génies. Ce denier va chantonner intempestivement ou parler à des êtres que lui seul croit voir. Cette scène délirante va également conduire la famille de celui-ci à la consultation d'un devin (*kômienfouè*). Ce dernier décidera de prendre en charge la vie spirituelle de cette personne qui est «l'amie» des génies. La condition ultime de retrouver ses esprits, c'est-à-dire d'avoir un raisonnement matériellement logique et lucide, est l'acceptation de cette personne de servir les génies par la danse *kômien*.

Le choix de l'initié par un membre de la famille est aussi basé sur l'estime de celui-ci pour son comportement jugé exemplaire. L'initiation, dans cette perspective, est un legs de la famille.

Le troisième choix qui est celui fait par un tradithérapeute est basé, comme ceux susmentionnés, sur l'estime de la personne. Le thérapeute peut demander à la famille de lui donner un de ses membres (la personne choisie) pour devenir son disciple. Même si ce choix parait arbitraire et contre l'agrément du concerné, le tradithérapeute ne choisit pas au hasard ; il est lui-même guidé par ses génies. Il s'agit ici d'une véritable relation dynamique Maître/élève, Initiateur/initié fondée sur la hiérarchie dans la transmission des connaissances.

La transmission des connaissances médicinales à l'initié est une éducation dominée par une dialectique sociale, c'est-à-dire le pouvoir intellectuel de décision des aînés et le devoir d'exécution des cadets. Le rapport entre l'Initiateur et l'initié, le Maître et l'élève, l'Aîné et le cadet établit également celui du Sacré et du profane, de l'Invisible et du visible. L'initiation à la science médicale africaine repose sur la conciliation du monde matériel et immatériel. Elle révèle le sens caché des faits et gestes dans les rituels. La connaissance du pouvoir de guérison et des vertus thérapeutiques des plantes est détenue par les esprits qui en sont les dépositaires. Dans cette perspective, le tradithérapeute est un intermédiaire entre ces esprits (le monde invisible) et les hommes (le monde visible). Ce mode de transmission établit le sacré comme la consécration des puissances des rituels et confirme son rôle dans l'initiation. C'est à travers cette communication verticale que les riches enseignements, la révélation du pouvoir thérapeutique des plantes sont faits par les génies aux tradithérapeutes, aux oracles, aux devins (*aréyéfouè, n'zuéyifouè, kômienfouè*).

De ce qui précède, le visible, le matériel (le corps) n'existe que par l'invisible, l'immatériel (l'esprit) dans l'univers de la science médicale africaine. Si la dyarchie caractérise le rapport entre les aînés et les cadets dans l'initiation, les moyens de transmission les entretiennent.

La science médicale africaine utilise dans la formation thérapeutique ou l'initiation des supports qui témoignent de sa spécificité. Il s'agit du lieu de la formation, du support matériel (pédagogique) et du canal de transmission des enseignements.

Le lieu d'apprentissage de la médecine traditionnelle reste prioritairement le bois sacré (forêt, brousse, grotte, etc.). Cet espace revêt une triple signification. D'abord, il est le symbole du secret, de ce qui est caché. Ensuite, c'est le lieu dit-on d'habitation des génies (esprits) qui sont les détenteurs des puissances thérapeutiques des plantes. Enfin, c'est lui qui fournit le support matériel, outil essentiel à l'initiation. Les plantes, dans leurs différentes composantes (feuilles, fruits, fleurs, écorces et racines), les minerais et les animaux constituent le support pédagogique de la médecine traditionnelle.

L'oralité est un canal incontournable dans la transmission des connaissances. Elle est la démonstration de la puissance de la parole, établie comme verbe et geste. Dès lors, ces derniers constituent les éléments-clés de la parole et du langage sacrés, c'est-à-dire ceux des esprits, des génies, des Maîtres de l'univers invisible aux novices. C'est par exemple le cas des libations dans les rituels où faits, gestes et verbe sont complémentaires dans la consécration de la puissance de la parole. Les mots, les gestes ne sont pas dits ou faits fortuitement ; ils expriment un aspect important du rituel.

En somme, l'acquisition de la science médicale africaine repose sur l'initiation au travers des génies ou des esprits qui lui confèrent toute sa puissance spirituelle réconciliant ainsi le monde matériel et le monde immatériel. C'est dans cet univers du visible et de l'invisible, du profane et du sacré que s'inscrit la pratique de la médecine traditionnelle.

1.2.3- La pratique de la science médicale traditionnelle

La pratique de la médecine traditionnelle est réservée aux initiés. En effet, seules les personnes ayant reçu des enseignements relatifs aux vertus thérapeutiques des plantes et aux pratiques qui les accompagnent peuvent pratiquer avec succès cette science médicale. Elle comporte aussi bien un volet préventif que curatif.

Le volet préventif de la médecine traditionnelle est de loin l'un des aspects de sa spécificité. En effet, contrairement à la médecine moderne qui utilise un moyen de prévention spécifique à chaque maladie, la médecine traditionnelle adopte plutôt une méthode holistique pour atteindre le même but. Il est question de la protection de l'individu par les divinités communautaires, familiales et individuelles. Dès lors, la santé au sens large du terme est confiée aux esprits protecteurs. Dans ces conditions, il appartient à l'individu de respecter les interdits, les totems et les sacrifices liés à la pérennité de cette protection. La matérialité de cette prévention se caractérise par le port d'amulettes, de fétiches ou la représentation d'une divinité protectrice dans le village ou dans la cour familiale. L'exemple d'*Assiè* (divinité représentant la terre), de *Kla* (divinité représentant l'âme) assure cette fonction chez les Baoulé-agba. Cependant, on peut noter au niveau de la puériculture l'utilisation d'objets de santé pour la prévention de certaines maladies infantiles.

Somme toute, la fonction essentielle de ces divinités est de protéger l'âme humaine contre les agressions d'origine spirituelle et physique. Dans cette perspective, la santé ou la vie d'une personne ne tient qu'à la non perturbation de son âme. La prévention des maladies ou des pathologies en médecine traditionnelle résulte donc de l'harmonie entre le sacré visible, matériel et le sacré invisible, non matériel. La maladie est la conséquence du déséquilibre entre ces deux entités.

La maladie en médecine traditionnelle est perçue comme un malheur non surprenant. En effet, « s'il n'y a pas de cause sans effet », la maladie est l'effet d'une cause qu'il faut rechercher. Cela conduit à un processus d'interprétations étiologiques et symptomatiques qu'entreprend le thérapeute en charge du rétablissement de la santé du malade. Les résultats de ce travail préliminaire l'orientent sur le lieu de soins et des moyens thérapeutiques.

Nous avons montré précédemment que la maladie résulte de la perturbation de l'âme. Cependant, la santé témoigne de son équilibre. Cette dernière est assurée par les divinités protectrices individuelles, familiales et communautaires. La survenue de la maladie conduit dans cette logique à une interprétation orientée sur le rapport entre ces divinités et l'individu. Pour ce faire, la lecture interprétative susceptible de révéler le sens réel ou la cause réelle de la maladie est la consultation divinatoire. Elle est l'acte initial qui amorce l'ensemble du processus thérapeutique. Il s'agit en effet d'interroger le sacré, les esprits pour recevoir d'eux les réponses permettant de connaître les vraies raisons de l'épisode pathologique. Il est possible de repérer trois principales interprétations distinctes de la maladie.

La première interprétation attribue l'avènement pathologique à la transgression d'un interdit ou à l'abandon d'une divinité protectrice. La maladie est donc le signe d'une divinité familiale ou communautaire qui cherche à communiquer quelque chose au groupe. Elle est un avertissement, un rappel à l'ordre et une injonction.

La deuxième série d'interprétation relie la maladie à l'action agressive d'un sorcier.

La troisième interprétation possible est celle qui attribue la maladie à un sort jeté par une personne possédant des "fétiches malveillants" à l'encontre d'une autre personne dans l'intention de lui nuire ou lui supprimer la vie.

Les schémas interprétatifs que nous venons d'examiner résultent de la relation entre l'homme et le sacré. Ils permettent de préciser les lieux de soins.

La médecine traditionnelle ne dispose pas d'infrastructures spécifiques pour la prise en charge médicale des malades. Néanmoins, en fonction de la gravité de la maladie et du lieu de résidence du tradithérapeute, trois lieux de cure peuvent être identifiés.

Le premier lieu est le domicile du malade. Il est utilisé dans trois cas de figures qui se présentent comme suit :

- la maladie est jugée moins grave par le tradithérapeute ;
- il est difficile de déplacer le malade en raison de l'état avancé de la maladie ;
- le tradithérapeute réside dans la même localité que le malade.

Le médecin traditionnel se déplace alors lui-même pour administrer des soins au malade.

Le deuxième lieu de cure est celui du domicile du praticien. Il s'agit des cas suivants :

- le tradithérapeute réside dans une localité éloignée de celle du malade.

Ce lieu de soins revêt un double avantage. Il permet au tradithérapeute de suivre l'évolution des soins. Il permet également de réduire les déplacements pour les consultations intermédiaires et le renouvellement du médicament.

- Les manifestations de la maladie nécessitent la présence permanente du tradithérapeute. C'est généralement le cas des maladies psychiques, de l'envoûtement.

Le troisième lieu de cure concerne le bois sacré. La gravité et l'urgence du cas de maladie engagent la communauté tout entière. Le malade est ainsi conduit dans le bois sacré où l'aide des divinités et des génies est vivement sollicitée. Chez les Baoulé-agba, le lieu de cure est la forêt sacrée où résident les divinités communautaires *Do* ou *Djè*. Ce type de thérapie est appelée « *sran titon lè* », c'est-à-dire littéralement « braiser l'homme ». Cette expression témoigne de la gravité de la maladie qui peut être assimilée en médecine moderne à une réanimation. De ces lieux de soins que procure la médecine traditionnelle, quels moyens thérapeutiques dispose-t-elle pour satisfaire les différents besoins médicaux ?

La médecine traditionnelle réconcilie le matériel et l'immatériel, la matière et le spirituel, les accidents et l'essence. De ces rapports, se dégagent deux moyens thérapeutiques fondamentaux. Il s'agit des plantes médicinales (la matière) d'une part et d'autre part de la puissance des rituels (le spirituel).

Le support matériel de la thérapie en médecine traditionnelle demeure l'usage des plantes. Dès lors, l'on peut affirmer que la science médicale africaine est la médecine par les plantes qui offrent une variété de produits à partir des feuilles, des fleurs, des fruits, de l'écorce et des racines. Ces éléments essentiels de la vie et de la reproduction d'une plante contiennent des essences nécessaires à la guérison des maladies et des états pathologiques. Cependant, trois éléments principaux distincts mais complémentaires préservent l'efficacité des plantes pendant leur cueillette.

Le premier de ces éléments est le temps. Il indique que tous les moments ne sont pas appropriés pour la cueillette des plantes médicinales. Celle-ci peut se dérouler à l'aube, le matin, à midi, dans l'après-midi ou la nuit. Ces moments peuvent varier selon la maladie et l'espèce végétale. Cependant, même s'ils ne sont pas élucidés par les tradithérapeutes, on peut les rapporter à l'effet de la photosynthèse qui transforme de l'énergie lumineuse en énergie chimique : à partir du dioxyde de carbone (CO_2) contenu dans l'atmosphère et de l'eau, les plantes vertes réalisent la synthèse de glucides (substances organiques riches en énergie) grâce à l'énergie lumineuse absorbée par la chlorophylle. Les échanges gazeux des plantes bien que n'étant pas formalisés par les thérapeutes traditionnels expliqueraient en partie le choix du moment de la cueillette des plantes médicinales. Mais au-delà de cette explication, d'autres plus expressives liées à l'intervention du sacré invisible peuvent justifier le respect de ces moments par les praticiens de la médecine traditionnelle.

En deuxième lieu, il y a la partie de la plante à prélever. Elle est fonction de la maladie car les différentes parties d'une même plante peuvent servir conjointement ou indifféremment à traiter une maladie.

Le troisième point essentiel concerne le geste, c'est-à-dire l'attitude à tenir pendant la cueillette. Celle-ci, pour garder les vertus thérapeutiques de la plante, peut nécessiter par exemple de :

- demander l'autorisation à la plante ;
- faire trois fois le tour de l'arbre ;
- chantonner ;
- s'agenouiller, etc.

Ces éléments non négligeables concourant à l'efficacité des plantes médicinales leur confèrent un caractère sacré, une richesse thérapeutique à laquelle les novices n'ont pas accès. Néanmoins, les moyens de soins (plantes médicinales) liés à la matière, au visible ne peuvent à eux seuls suffire à évaluer l'efficacité de la médecine traditionnelle. Il convient donc de les examiner aussi à travers la puissance des rituels.

Le rôle du sacré invisible est indéniable dans la thérapeutique de la maladie en médecine traditionnelle. Il s'agit, en fait, de l'invocation des esprits dans le processus de soins formalisée à travers les rituels. Ainsi les libations, les prières, les sacrifices contribuent-ils à l'efficacité de la thérapie traditionnelle africaine.

La libation consiste à verser de la boisson (liqueur, vin de table, eau, etc.) sur le sol en adressant des prières aux esprits des ancêtres. Par cette invocation, le sort du malade leur est confié.

La prière accompagne les gestes thérapeutiques. Elle est l'expression d'un besoin, d'une demande, d'une supplication des génies protecteurs. La prière a donc pour rôle d'implorer la clémence des esprits.

Le sacrifice est l'exécution de la réponse donnée par les esprits pour conjurer le mal. Il est une réparation des dommages causés par le malade aux esprits protecteurs. Le sacrifice est multiforme et il n'est donc pas possible d'en faire une typologie exhaustive. Ces esprits qui sont la consécration de la puissance du rituel représentent la facette spirituelle du processus de soins en médecine traditionnelle.

L'examen de la pratique médicale traditionnelle établit que les connaissances de la première sont basées sur les éléments à la fois matériels et immatériels. Cependant, le spirituel, élément caractéristique de la science médicale traditionnelle africaine, est de loin le plus important. En effet, il confirme le rôle du sacré invisible, des esprits dans la thérapeutique de la maladie.

L'analyse des moyens préventifs et thérapeutiques a permis de comprendre que la médecine africaine fait référence aux divinités et à l'usage de produits naturels que sont les plantes.

1.3- LA SANTE ET LA MALADIE

Ce sont deux notions antinomiques qui témoignent du fonctionnement de l'organisme. La présence de l'une atteste l'absence de l'autre et vice versa. Mais que recouvrent-elles dans la culture baoulé-agba ?

1.3.1- La santé

En médecine moderne, la santé est, selon l'Organisation Mondiale de la Santé (O.M.S.), «un état de complet bien-être social et mental et ne consiste pas seulement à une absence de maladie ou d'infirmité ».

En médecine traditionnelle baoulé-agba, la santé témoigne des rapports harmonieux entre les divinités protectrices et la communauté, la famille et l'individu. Elle est le signe qui révèle que ces rapports ne sont ni rompus ni interrompus. Comme tel, être en bonne santé dans la communauté baoulé-agba est la manifestation de la grâce des divinités. Que révèle l'envers de la santé qui est la maladie ?

1.3.2- La maladie et sa prise en charge médicale

1.3.2.1- La maladie

La maladie est une notion difficilement définissable universellement. Cette difficulté résulte, tout comme les notions de "normal" et de "pathologique" ou d'hygiène, de la relativité de la notion de maladie. En effet, si la maladie apparaît comme une réalité objective sur le plan biologique, il reste établi pour tous les systèmes socioculturels que les symptômes qui l'accompagnent représentent un aspect subjectif. C'est à partir de ces symptômes que toutes les lectures interprétatives sont structurées. Ainsi, sur la base de cet aspect idéologique, les seuils des états de morbidité considérés comme pathologiques varient d'un système culturel à l'autre. Dans ce sens, « *les Agni indiquent, par exemple, que la maladie diarrhéique chez les jeunes enfants correspond à un fait physiologique "normal" inscrit dans la logique de la croissance humaine* ».[5] Dans le contexte précis de l'anthropologie médicale africaine, la maladie qui est «*une affection pathologique nuisant au corps et aux principes spirituels de l'individu est un état négatif, un manque, une diminution. Elle est donc perçue de façon négative* »[6]. L'homme malade ne peut plus participer entièrement et de façon régulière à la vie de sa communauté. La notion de maladie chez les Baoulé-agba peut être perçue à partir de ses

---

[5] Noël N'doumy ABE (1998). « La problématique de «culture et santé» » en Côte d'Ivoire, *dans Repère*, n°2, p.128.

[6] François N'guessan KOUAKOU (1978). « Pour une Anthropologie médicale africaine » *dans Annales de l'Université d'Abidjan*, Série F, Tome VII, Ethno-sociologie, p. 20.

différents nivaux. On note principalement le niveau primaire, le niveau secondaire et le niveau tertiaire. C'est à partir de ceux-ci que s'apprécie la maladie.

Le premier niveau d'appréciation de la maladie exprime la présence de quelque chose d'anormal, d'un malaise. Il est une réalité subjective car aucune précision n'est donnée sur la nature de l'affection. Cette situation est traduite par les expressions "*n'wunin sandiman mi*" ou "*n'wunin fa féké*". Celles-ci peuvent se comprendre par "je ne me sens pas bien" ou "j'ai des malaises". Comme tel, le niveau primaire de la maladie renvoie à des référents imprécis. Il ne permet donc pas de diagnostiquer le mal avec exactitude.

Le niveau secondaire de la maladie marque une avancée vers sa précision et/ou sa gravité. Il est un état d'altération biologique de l'organisme. Cette phase secondaire traduit un stade d'évolution de la maladie dont les symptômes permettent objectivement d'identifier le mal. Elle est distinguée dans la langue baoulé par les expressions "*n'wunin yégna*" ou "*n'tia djué-djué*". Celles-ci se traduisent par "mon corps me fait mal" ou "je ne suis pas en bonne santé, je suis malade". Ce deuxième niveau d'évolution de la maladie conduit à l'examen d'un troisième niveau.

Le niveau tertiaire d'évolution de la maladie est caractérisé par sa gravité et sa complication. Il précède sa phase terminale. Cette réalité de l'affection pathologique est exprimée en langue baoulé par les expressions "*i wun wa do*" ou "*wa tô tukpatchè*". Celles-ci sont traduites par "son corps est devenu mou" ou "son corps est chaud", exprimant l'asthénie, la fièvre, la douleur, la souffrance du corps. L'emploi de l'adjectif possessif "son" montre le caractère impersonnel et gravidique de la maladie. En effet, c'est une tierce personne qui apprécie la maladie et non pas le malade lui-même. Celui-ci n'a plus la mesure de la gravité de son mal. L'emploi du pronom personnel "il" à la troisième personne du singulier traduit le même sens.

Les schémas étiologiques sont déterminés par l'environnement social et spirituel car la maladie est un évènement dont la dimension dépasse la sphère du biologique (Augé et Herzlich, 1986). Dans cette perspective, les causes de la maladie ne se recherchent pas dans la chaîne matérielle d'un déterminisme objectif mais dans le tréfonds des données spirituelles qui expliquent la dimension de l'humain et les fondements ontologiques de son être. C'est dans ce sens que pour Zempleni, «*en Afrique, le diagnostic proprement étiologique est du ressort des devins* »[7]. Aussi trois principaux groupes interprétatifs de la maladie peuvent-ils être repérés chez les Baoulé-agba :

- le premier groupe attribue l'avènement pathologique à la transgression d'un des interdits communautaires ou familiaux ;
- le deuxième groupe interprétatif relie la maladie à l'action délibérément agressive d'un d*oulièfouè*, c'est-à-dire d'un "possesseur de fétiches malveillants" ;
- le troisième groupe considère que la maladie est l'action maléfique d'un *bayéfouè*, c'est-à-dire un sorcier.

La maladie est considérée comme le signe d'une divinité familiale ou communautaire qui cherche à communiquer quelque chose au groupe. Elle est une offense des divinités protectrices par la transgression d'un interdit (*tchilič*), la consommation d'un totem ou de leur abandon. Par la maladie, les divinités offensées

---

[7] Andras ZEMPLENI (1985). La « maladie » et ses « causes », Ethnographie, p.36.

exprimen leur mécontentement qui demande une réparation. C'est un rappel à l'ordre et à leur respect.

L'interprétation étiologique de l'affection pathologique est aussi orientée sur l'action agressive d'un *doulièfouè*, c'est-à-dire une personne possédant des *doulié* (fétiches maléfiques) qu'il utilise à des fins intentionnellement malveillantes. Cette interprétation bien qu'apparemment isolée de celle impliquant l'offense des divinités ne l'est pas vraiment. En effet, l'atteinte de l'individu par le fétiche maléfique lancé par le *doulièfouè* est tributaire à l'offense d'une divinité protectrice qui a interrompu son rôle de protection.

La captive de l'âme par un sorcier (*bayéfouè*) est une interprétation fréquente chez les Baoulé-agba. Le sorcier, dans la culture africaine, est un "mangeur d'âmes". La pratique de la sorcellerie ne peut se faire que par les clairvoyants car c'est en esprit que se déroulent toutes ses techniques. Elles concernent entre autres la strangulation par la corde (*gnamman*), la projection des « pointes » dans le corps de la victime. Comme la maladie attribuée aux *doulièfouè*, l'attaque des *bayéfouè* n'est rendue possible que lorsque les ancêtres mais surtout les divinités ont cessé de veiller sur l'individu qui a transgressé un interdit. Ces interprétations étiologiques font partie intégrante du schéma thérapeutique chez les Baoulé-agba. La quête de soins de santé est fonction des différents niveaux de la maladie décrits plus haut.

1.3.2.2- La prise en charge médicale de la maladie

La prise en charge de la maladie ou du mal est faite au niveau primaire par la médecine de "bonne mère".

Celle-ci correspondrait d'après Kleinman à la « "médecine populaire", c'est-à-dire celle appartenant au cercle de la famille et des voisins » (Fassin, 1990). Elle constitue l'ensemble des soins administrés par les membres d'une famille ou les voisins. La prise en charge du malade n'est donc pas sous la responsabilité d'un praticien. L'usage des plantes médicinales sous diverses formes (lavement, tisane etc.) demeure les pratiques de soins à ce premier stade du processus de soins baoulé-agba.

La prise en charge du niveau secondaire de la maladie est faite par les thérapeutes traditionnels. Dans la classification de Kleinman, cité plus haut, ce type de médecine correspondrait à la '"médecine folklorique". Celle-ci regrouperait les thérapeutes traditionnels non professionnalisés.

La prise en charge du malade au niveau tertiaire est confiée, dans ce cas, à un spécialiste de la maladie en cause. Celui-ci est un devin-guérisseur, c'est-à-dire pratiquant l'art divinatoire et la guérison. La quête de soins à ce niveau de la maladie est un processus constitué par trois étapes essentielles que sont la consultation divinatoire, la confession et le traitement de la maladie.

La consultation divinatoire ou le diagnostic de la maladie est l'acte initial qui amorce le processus thérapeutique. L'art divinatoire (*n'zuéyilè*) n'est pas populaire. Il est en effet réservé aux oracles (*n'zuéyifouè*). Le *n'zuéyifouè* peut être un tradithérapeute ou un *kômienfouè* (guérisseur-danseur habité par les génies *Assiè oussou*) ou un *tikékléfouè* (personnes réputées particulièrement douées dans la clairvoyance), c'est-à-dire littéralement des personnes qui ont la tête (*ti*) dure (*kéklé*). L'élément commun à ces trois catégories de personnes est la clairvoyance. Elle peut être un don des génies, un héritage, le résultat d'un apprentissage ou innée. Cinq particularités de naissance prédisposent l'enfant à la clairvoyance. Il s'agit de la naissance gémellaire (*N'da*), de la naissance après celle-ci (*Amani*), de la naissance du troisième enfant ayant le même sexe que les deux premiers (*N'yissan* ou *N'guessan* par déformation linguistique), de la naissance du neuvième enfant (*N'glouan* ou *N'goran* par déformation linguistique) et de la naissance du dixième enfant (*Blou* ou *Brou* par déformation linguistique). La divination thérapeutique est la soumission d'un cas de maladie aux esprits par l'intermédiaire d'un devin-guérisseur.

L'étiologie sociale et spirituelle de la maladie est un repère tangible du diagnostic étiologique des guérisseurs traditionnels baoulé-agba. Ainsi, *« le diagnostic du mal passe d'abord par l'identification de l'agent causal qui relève du surnaturel »* (Koné et Kouamé, 2005). C'est pourquoi, le thérapeute ne peut pas lui-même poser un diagnostic définitif de la maladie sans le recours à la divination. Dès lors, il fait appel aux esprits qui lui révèlent les causes supposées réelles de l'affection pathologique et ses conséquences sur l'avenir du malade. Ainsi, *« toute la paix sociale est fonction des rapports qui existent, d'une part, entre les hommes et les génies et, d'autre part, entre les hommes et les ancêtres »* (Koné et Kouamé, ibid.).

Plusieurs procédés de décodage et d'interprétation des signes sont utilisés dont :

- la divination au moyen du *n'gôdjouman* (lacets).

Le *n'gôdjoumanfouè* (celui qui pratique la divination par les lacets) utilise neuf lacets qui portent chacun une figurine symbolique différente. C'est à partir de l'agencement respectif de ces figurines, les unes par rapport aux autres que des réponses sont apportées et qui vont sans cesse s'approfondir au fil de la consultation.

- la divination au moyen de *l'awa* (calebasse) qui peut être une calebasse ou un canari en terre cuite (*sè*).

Le devin dispose selon les cas un œuf, de l'eau mélangée à du kaolin à différentes plantes. Il donne à *l'awa* un mouvement circulaire qui fait tourner les différents ingrédients. Il le laisse reposer quelques instants puis il déchiffre une suite de signes qui sont autant de réponses que de questions posées.

- La divination au moyen de *n'zroama* (cauris).

Le tradithérapeute utilise sept, neuf ou treize cauris qu'il mélange en les remuant dans sa paume. Il déverse ensuite le contenu sur le sol devant lui. Selon les dispositions de chaque cauris, il situe l'origine du mal et les conséquences sur l'avenir du malade. Dans certains cas, les cauris sont remis au consultant qui, après avoir dit l'objet de sa visite sur ceux-ci, les déverse devant le thérapeute pour les interpréter. Ce sont donc les puissances invisibles qui vont révéler le vrai sens de la maladie, le diagnostic à partir duquel se font les interprétations étiologiques.

Les interprétations de la maladie ont pour point de départ l'individu. L'avènement pathologique ne peut subvenir seul. Cette interprétation implique l'idée de protection des génies, des esprits qui sont les puissances invisibles. Ils peuvent, comme nous les avons examinés précédemment, créer l'harmonie ou la dysharmonie. L'offense des esprits inhibe toutes les "forces immunisatrices" de l'individu, capables d'éloigner de lui le malheur. Dès lors, son *wawè* (âme) devient légère et elle ne peut se défendre contre les agressions. Aussi est-elle exposée aux actions maléfiques des *bayéfouè* (sorciers) et des *doulièfouè* (personne possédant des fétiches à actions malveillantes). Les interprétations des causes font également intervenir la participation du malade. En effet, après l'exposition de l'origine du mal, le guérisseur attend de celui-ci la reconnaissance des faits. C'est la confession du malade.

Dans tous les cas, le malade et sa famille reconnaissent les faits relatés par le devin puisqu'ils émanent des esprits qui sont les garants des institutions et des valeurs ancestrales. Le diagnostic du thérapeute n'est donc pas contestable car le faire serait une attitude indécente allant à l'encontre du processus thérapeutique. Cette étape de la consultation est importante car elle établit la confiance entre les deux parties (la famille du malade et le thérapeute) et confirme la prise en charge médicale par le thérapeute qui va négocier la guérison avec les esprits.

La divination ayant permis de situer les responsabilités, le tradithérapeute va négocier la guérison car la « *science médicale, en tant que connaissance place le soigneur en position de médiateur entre le malade et les puissances spirituelles qui doivent l'inspirer pour le diagnostic et la thérapeutique appropriés* »[8]. Cette négociation permet au thérapeute d'obtenir l'aide des esprits dans l'utilisation des plantes médicinales ou autres procédés thérapeutiques pour rétablir la santé du malade. Elle permet également, à partir des prières, des libations et des sacrifices, d'obtenir l'approbation des esprits pour la prise en charge médicale du malade.

Les prières constituent l'élément principal de médiation. Le soigneur entre en communication avec

---

[8] François N'guessan KOUAKOU (1978). « Pour une Anthropologie médicale africaine » *dans Annales de l'Université d'Abidjan*, Série F, Tome VII, Ethnosociologie, p. 20.

les esprits non pas pour leur imposer de guérir le cas qu'il leur présente mais plutôt pour les supplier et obtenir leur clémence. De fait, les prières adressées aux puissances spirituelles sont quasiment univoques et donc valables pour tous les cas de maladies. En effet, il s'agit essentiellement de confier le cas de maladie aux esprits afin qu'ils guident le thérapeute dans le processus de guérison. Si la communication entre le thérapeute et les esprits paraît horizontale du fait des échanges mutuels, celle-ci est en fait verticale au regard de la position d'exécutant dans laquelle il se trouve. Les prières précèdent et accompagnent les gestes dans les rituels de libation et de sacrifice.

Les libations expriment le moment où l'on confie toute entreprise humaine aux esprits. Dans le processus thérapeutique, les libations sont faites dans le sens de confier le déroulement du traitement aux esprits protecteurs (ancestraux et divins). En fonction de la divinité offensée et la gravité de l'infraction commise, la libation peut être faite avec de la liqueur, de l'eau ou du kaolin, etc. La réponse à cette requête peut être obtenue au moyen d'un sacrifice.

Les sacrifices jouent un double rôle dans le processus de guérison de la maladie. En effet, ils sont au commencement et à la fin de ce processus. Au début, ils permettent de savoir si le processus thérapeutique amorcé convient aux esprits offensés ou au contraire s'il leur déplaît. C'est pourquoi, des bêtes sont immolées tout au long du processus thérapeutique en sacrifice propitiatoire aux divinités. Ainsi le soigneur qui est aussi un sacrificateur (*amouin sôfouè*) égorge-t-il un poulet qu'il présente aux *Assiè oussou*. Ce rituel, appelé *tèyilè,* est une phase très attendue de toute la communauté car, nous l'avons dit, il exprime la réponse des esprits. Deux éléments permettent d'apprécier leur message. Ce sont la position du poulet et la couleur de ses testicules à sa mort. En effet, s'il meurt couché sur la face dorsale, c'est-à-dire l'abdomen en vue, alors les esprits approuvent le processus thérapeutique. L'approbation des divinités est exprimée par l'expression « *tè n'déli* ». Mais, si c'est la situation inverse, c'est-à-dire l'animal couché sur l'abdomen et la face dorsale en vue alors ils ne l'approuvent pas. Cela est exprimé par l'expression « *tè nan déman* ».

Le second élément est l'examen des testicules du galliforme. S'ils sont de couleur blanche, alors les offrandes sont acceptées. Si au contraire, ils sont de couleur noire, on estime que les esprits ne sont pas prêts à donner leur approbation au déroulement du traitement. Dans ces conditions, le sacrificateur devra égorger d'autres poulets jusqu'à ce que le sacrifice soit accepté par le génie concerné.

A la fin du processus de soins, un sacrifice est fait en l'honneur des esprits pour les remercier de la grâce qu'ils ont accordé à la communauté tout entière. Le sacrifice met donc non seulement fin au traitement mais aussi il est le signe du pardon des divinités et du renouvellement de leur lien avec l'individu et la communauté. C'est également une réhabilitation du malade qui a été "excommunié" par son invalidité.

Toutes les dispositions susmentionnées sont prises par le soigneur avant de prodiguer des soins aux malades.

Le traitement de la maladie commence après l'obtention de l'accord des esprits à travers les sacrifices. Cela suppose leur participation effective dans le choix des plantes médicinales appropriées pour le rétablissement de la santé du malade. La confection du médicament revient au soigneur dont l'efficacité est relative au suivi du traitement préconisé, au respect des interdits qui lui sont liés et au payement de la tarification médicale.

Plusieurs procédés de traitement sont utilisés par les tradithérapeutes. En effet, en fonction du diagnostic de la maladie, un schéma thérapeutique dont les éléments dominants sont la scarification et la confection du canari est suivi par le soigneur.

La scarification thérapeutique est faite par le soigneur pour extirper ou éradiquer le mal du corps du malade. Cette action est exprimée par « *bé wounin nou bobolè* ».

Le canari (*sè*) est constitué d'un agrégat de plantes médicinales (*aré n'gna)* cueillies et confectionnées par le thérapeute à l'insu du malade et de sa famille. En effet, la recherche de plantes en brousse se fait par le soigneur ou en compagnie de ses disciples (*akoto*). Le moment choisi pour effectuer ce travail est important car ce sont les génies, les esprits eux-mêmes qui communiquent la manière de se tenir, les gestes et la prière à faire pendant le prélèvement des plantes afin de leur transmettre des vertus thérapeutiques capables d'éradiquer le mal. Le traitement par *l'aré n'gna* peut se faire sous plusieurs formes. Il peut s'agir d'un bain, d'un massage, d'une infusion, d'une tisane, etc. A ceux-ci, on peut ajouter le lavement qui est d'un usage courant en thérapie traditionnelle. Il est pratiqué pour extirper le mal supposé être dans l'organisme et spécifiquement dans l'estomac.

Aucun traitement, en thérapie traditionnelle, inspiré des esprits ne se fait sans la prescription d'interdits. Ils sont le signe de la présence permanente, du suivi du traitement par les esprits apparemment absents. Ils peuvent concerner par exemple la consommation de certains aliments (animal, tubercule, fruit, etc.), l'évitement de certains gestes (prise de la braise, introduction d'un métal dans le feu lors de la cuisson du médicament) et l'évitement de l'introduction de la gueule des animaux domestiques, notamment le bouc, la chèvre, dans le canari. Le processus de soins ne s'achève véritablement qu'au payement des droits du thérapeute.

L'intervention du tradithérapeute dans le processus de guérison n'est pas fortuite. Des droits de natures diverses sont exigés au malade ou à sa famille. Ils peuvent être en effet en nature (animaux, boissons, pagnes, etc.) ou en numéraire. Ils sont exposés et expliqués au malade ou à sa famille par le soigneur après la divination qui situe l'étiologie de la maladie. Certains droits, surtout ceux en nature, sont payés au fil du processus de prise en charge pour les libations et les sacrifices. Le droit final est réservé à la guérison du malade. Ainsi le malade est-il tenu de payer ce droit pour confirmer sa guérison car en cas de refus, il est sanctionné par sa rechute.

Dans certains cas jugés très graves, ce troisième niveau de soins peut se poursuivre dans le bois sacré qui est la demeure des divinités communautaires *Do* ou *Djè*.

La mise en examen des représentations religieuses a permis de comprendre que le sacré (visible et invisible) est intriqué dans le processus thérapeutique en médecine traditionnelle. Les causes de la maladie sont donc recherchées dans le tréfonds des données spirituelles. Dans cette perspective, l'inventaire des solutions thérapeutiques s'oriente vers les devins et les guérisseurs, capables d'identifier l'origine du mal, sa nature véritable et de préciser les moyens du traitement.

Le processus thérapeutique passant par l'art divinatoire situe la place et le rôle des génies, des esprits dans la science médicale africaine. Aussi, ce sont les puissances spirituelles qui accordent la guérison qu'il faut négocier avec elles.

La culture médicale ainsi analysée est tellement ancrée dans les mœurs qu'elle transparaît dans le choix de l'itinéraire thérapeutique malgré la mutation sociale que connaissent les sociétés traditionnelles actuelles.

CHAPITRE II

LES REPRESENTATIONS RELIGIEUSES ET LEUR TRANSPARENCE DANS LE TRAITEMENT DE LA MALADIE

La religion est un élément important dans la vie psychosociologique d'un individu, d'un groupe ou d'une société. Elle est une source d'éducation, d'équilibre psychologique et de cohésion sociale. Comme telle, la religion joue un rôle de premier ordre dans la vie individuelle et communautaire. Les Baoulé-agba sont, à l'origine, des animistes. Malgré l'influence des religions nouvelles (notamment le Christianisme), les croyances, les représentations religieuses traditionnelles subsistent. Leurs rôles dans l'apparition de la maladie et dans le processus de guérison sont indéniables tant ceux-ci sont liés au visible et à l'invisible. La typologie et les différents rôles du sacré sont à cet effet examinés.

2.1- LA TYPOLOGIE DU SACRE

Catégoriser le sacré revient à classer les divinités présentes chez les Baoulé-agba. En fonction de l'étendue de la place qu'elles occupent, on peut les classer en deux groupes. Il est question de divinités communautaires selon que leurs rôles s'étendent à toute la communauté et de divinités familiales selon qu'elles animent la vie spirituelle de la famille.

2.1.1- Les divinités communautaires

Trois divinités communautaires animent la vie spirituelle des villages. Ce sont *Do*, *Djè* et *Assiè*. Bien qu'ayant toutes en commun le rôle de protection (physique, spirituelle et sociale) de la communauté, des particularités existent entre elles tant dans leur représentation que dans leur pratique.

Do et *Djè* sont des masques masculins. Comme tels, ils ne sont pas vus par les femmes. Pour cela, une portion de forêt appelée *Do-bonou* (la forêt du *Do*) ou *Djè-bonou* (la forêt du *Djè*) leur est consacrée. La propriété des masques ainsi définie est une forêt sacrée (bois sacré) ; elle ne doit ni être défrichée ni être brûlée. L'agriculture est, de ce fait, interdite dans ces forêts qui subsistent depuis les ancêtres. Les jours consacrés à la sortie des masques sont les vendredis et l'apparition de la nouvelle lune. Le choix de ces moments n'est pas fortuit car ils sont considérés comme les jours des génies, des esprits. Cependant, leur sortie peut se faire également les autres jours, à des occasions exceptionnelles telles que les rituels propitiatoires, les réjouissances ou les funérailles d'un membre de la confrérie. Une des spécificités de cette divinité, c'est qu'elle est une confrérie où chaque membre de la communauté (excepté les femmes) peut délibérément être membre. Néanmoins, sa puissance protectrice, son pouvoir y compris ses interdits s'étendent à tous les habitants du village. La transgression de ces derniers conduit à des sacrifices dont la grandeur (poulets, boucs, bœufs, etc.) est fonction de l'infraction commise. Par exemple, il est demandé un bœuf en sacrifice à celui qui brûle la demeure du masque, un poulet ou un bouc à celui qui enfreint aux règles internes. En revanche, une femme qui voit le masque est tenue de le faire savoir le plus tôt possible afin de subir une cérémonie de purification au risque d'être atteinte de folie.

La divinité *Assiè* est représentée par une pierre ou un arbre (*dodo, êlla*) susceptible d'abriter les génies (car tous les arbres ne sont pas utilisés à cette fin). Ces éléments de représentation sont placés généralement au centre du village ou au milieu de la cour. Cette divinité n'a donc pas d'affinité sexuelle. Elle est l'esprit d'un génie appelé *Assiè oussou*, c'est-à-dire le génie de la terre. C'est le propriétaire terrien, celui qui permet ou interdit la pluie, la bonne récolte mais également celui qui protège la communauté contre les agressions maléfiques d'ordre spirituel et physique. La divinité *Assiè* peut être aussi représentée au sein d'une famille pour en assurer la protection. Cependant, des interdits dont les plus graves sont l'homicide et les relations sexuelles en brousse doivent être respectés. La transgression du premier exige le sacrifice d'un bœuf aux génies *Assiè* qui ont été offensés. Quant aux secondes, elles exigent un rituel de purification publique des deux personnes (l'homme et la femme) ayant commis l'acte après avoir au préalable fait une libation, sacrifié un poulet et un bouc. Ce rituel se déroule sur le lieu de l'acte où une simulation est demandée aux inculpés. La population, munie de tiges épineuses appelées *ako oyué* les chicote jusqu'à leur fuite dans la brousse. Tout manquement à ce rituel entraîne la cessation provisoire des pluies.

Les divinités communautaires que nous venons d'examiner n'assurent pas à elles seules la vie spirituelle chez les Baoulé-agba. Des divinités familiales leur sont complémentaires.

2.1.2- Les divinités familiales

Les divinités familiales sont celles qui assurent la protection des familles. Elles leur sont internes. Dès lors, les rites de dévotion, les interdits ne sont pas élargis à la communauté tout entière. Les principales divinités sont *Kla, Siallou, Lokossoué* et *Oumien.* En dehors d'*Oumien*, ces divinités sont éponymes. En effet, leur intégration dans les familles transparaît dans certains noms Baoulé dont Kla ou Kra, Siallou et Lokossoué.

La divinité *Kla* est représentée par un canari contenant de l'eau et placé devant la maison familiale au pied d'un arbuste appelé *gnammien waka*, c'est-à-dire l'"arbre de Dieu". Son rôle est de protéger la famille et de lui prodiguer le bonheur. Dès lors, elle est sollicitée pour la résolution d'un problème grave qui se pose à la famille. Les principaux interdits concernent l'homicide, les outrages, les affrontements entre frères et sœurs et son délaissement (il faut de temps en temps l'adorer en sacrifiant un poulet). Leur transgression entraîne une rupture de la protection familiale ; ce qui a pour conséquence immédiate la maladie dans la famille qui commence par le transgresseur. Si rien n'est fait pour conjurer ce mal, d'autres cas de maladies surviennent jusqu'à ce que l'offense dont elle fait l'objet soit comprise.

La divinité *Siallou* incarne les génies "pygmées" appelés *alloupiè* ou *kakatika.* Ils assurent la protection de la famille mais ils sont attachés au membre qui porte leur nom. Ils sont représentés par trois petits canaris contenant de l'eau que l'on dispose dans un coin de la cour. La personne qui porte le nom Siallou est l'estime des génies "pygmées". Ils sont par ailleurs considérés comme les propriétaires des animaux sauvages. Dès lors, lorsque Siallou fait des pièges ou chasse, il ramène toujours du gibier s'il prend soin d'eux en leur donnant des œufs frais ou de la purée d'igname arrosée d'huile rouge appelée *affôliè*. Ces dispositions permettent à la famille de bénéficier des grâces de ces génies. Cependant, leur délaissement (oubli, rejet) entraîne le malheur, la misère et l'échec dans la famille.

La divinité *Lokossoué* est assez particulière. En effet, contrairement à celles précitées dont la puissance est attribuée à un génie, *Lokossoué* s'apparente plus à un fétiche protecteur. Il tient sa puissance des éléments qui le composent. La divinité *Lokossoué* est représentée par un gros canari contenant une décoction de racines que l'on place dans un coin de la chambre à coucher du chef de famille. Son adoration se fait avec un poulet. Les membres de la famille se lavent le visage et badigeonnent le corps avec cette décoction pour se fortifier afin d'éviter les malheurs. Les interdits de cette divinité sont spécifiquement le port de fétiches malveillants, c'est-à-dire ceux destinés à nuire à autrui et son délaissement par la famille. Le nom *Lokossoué* est masculin car celui qui le porte est appelé à substituer le propriétaire (le chef de famille), c'est-à-dire à assurer la pérennité de la liaison avec l'esprit, la puissance de cette divinité. Toute rupture entraîne la ruine, le malheur et l'échec de la famille.

Oumien est l'esprit d'un ancêtre. Il ne quitte pas la famille dont il est issu. Même mort, l'ancêtre continue de veiller sur les membres de sa famille par la présence permanente de son esprit. Aucune représentation symbolique n'est faite de cette divinité. Cependant, les taches de sang d'animaux au pied de la maison du défunt témoignent de la vénération de son esprit.

Oumien protège les membres d'une famille contre le maléfice. Il conjure le mal et leur apporte le bonheur. Il peut être sollicité à tout moment pour résoudre un problème de toute nature qui se pose à la famille. C'est, en fait, l'imploration de l'ancêtre. Les interdits liés au culte de cette divinité sont le port de fétiches malveillants et les intentions malveillantes. Un membre de la famille qui se trouve dans de telles situations est sanctionné par une maladie ou un autre malheur (blessure à la machette, accident, etc.). Pour conjurer cette transgression, il est demandé à l'inculpé un sacrifice.

La typologie du sacré témoigne de l'importance, de la place qu'accordent les Baoulé-agba aux divinités. Elles représentent la puissance surnaturelle, celle qui donne vie au naturel. Elle témoigne également de leur croyance en des entités intermédiaires capables d'atteindre la puissance créatrice, Dieu de l'univers appelé *Gnammien*. La crédibilité accordée à ces divinités commande de s'interroger sur leurs différents rôles dans la culture baoulé-agba.

2.2- LES DIFFERENTS ROLES DU SACRE

Le sacré, dans toute son entité (visible et invisible) joue divers rôles dans les communautés baoulé-agba. Il est source d'harmonie, de régulation et de cohésion sociale mais aussi de dysharmonie et de sanction. L'analyse de ces rôles permet de rendre compte de la dynamique des rapports entre l'homme et les divinités.

2.2.1- Le rôle protecteur

Les divinités communautaires (*Do, Djè, Assiè*) et familiales (*Kla, Siallou, Lokossoué, Oumien*) concourent toutes à la "sécurité sociale". Leur rôle protecteur peut s'observer à trois niveaux principalement :

- au niveau sanitaire ;
- au niveau économique ;
- au niveau social.

Au niveau sanitaire, les divinités précitées assurent la prévention des maladies et des pathologies (épidémies, maladies, accidents, etc.). Ainsi par des différentes pratiques, les esprits permettent-ils de les éviter. Les pratiques d'évitement de la maladie ou du malheur sont perçues de deux manières. D'une part, au niveau communautaire, des rituels propitiatoires sont faits pour éloigner les esprits maléfiques du village. L'exemple le plus récurrent est l'*adjanou.* Il est un rituel fait par les femmes vêtues de blanc, le corps couvert de kaolin, munies d'un bâton et qui font le tour du village en chantant. Ce rituel commence très tôt le matin où tous les fagots des foyers (le feu) sont assemblés et mis à chaque entrée du village. Ce geste est le symbole de l'expulsion du malheur de la communauté. De nouveaux feux sont allumés dans les foyers, signes du renouveau, de la régénérescence. D'autre part, au niveau individuel, on peut observer des scarifications thérapeutiques ou *n'gôlè* sur la peau (notamment sur la joue) constituant une sorte de "vaccin" ayant pour but, naturellement, de protéger l'individu. Ainsi dans l'incision faite par le thérapeute, le médicament approprié est-il introduit pour l'éloignement de la maladie ou du malheur.

Au niveau économique, la divinité *Assiè* assure la protection de la communauté contre les calamités et les intempéries qui pourraient empêcher une bonne récolte. C'est pourquoi, en cas d'interruption prolongée de la pluie, la communauté s'adresse à elle par la divination pour en savoir les causes et le sacrifice à faire pour les conjurer. Dès lors, le non respect des interdits liés à cette divinité inhibe la valeur manifeste de ce rôle. C'est pourquoi, un sacrifice ou un rituel propitiatoire est exigé en cas de leur transgression.

Au niveau social, les divinités sont un garant de réussite. En effet, le développement social du village, par exemple, leur est confié. La réussite des cadres de la communauté peut être confiée aux divinités qui leur procurent le bonheur en éloignant d'eux les malheurs, les maladies graves qui pourraient constituer un obstacle à leur épanouissement et au développement de la communauté dont ils sont issus. De fait, la divinité *Assiè* peut être sollicitée par exemple pour l'obtention d'un poste socialement élevé. Ce rite d'adoration est traduit en baoulé par l'expression « *Assiè sou djranlè* ».

A ce rôle protecteur des divinités assimilé au niveau sanitaire à la prévention, l'on peut adjoindre celui de la thérapeutique des maladies.

2.2.2- Le rôle de guérison

La guérison d'une maladie chez les Baoulé-agba est un processus dont les divinités sont la source et le sommet. En effet, ce sont elles qui, par l'intermédiaire des thérapeutes, révèlent par la divination les causes réelles de l'évènement pathologique. Ce sont elles également qui indiquent ce qu'il faut faire pour conjurer le mal et aboutir ainsi à la guérison. Le thérapeute traditionnel n'est donc qu'un intermédiaire entre le malade et les divinités. Il ne peut guérir de lui-même d'autant plus que les remèdes, les médicaments qu'il propose sont dictés par les génies. Cependant, cette médiation suppose d'une part que le thérapeute est un clairvoyant (*tikékléfouè* ou *tiwouansefouè*) car la guérison ne se donne pas ; elle se négocie avec les esprits. D'autre part, il faut être initié aux vertus thérapeutiques des plantes dont les génies sont les dépositaires. Comme tel, le rôle des esprits dans le processus de soins est indéniable et incontournable dans la culture baoulé-agba. Aussi, les divinités dans leurs différents rôles, unissent les individus d'une famille ou d'une communauté. Sous ce rapport, les divinités ont également un rôle de cohésion sociale.

2.2.3- Le rôle de cohésion sociale

La cohésion sociale d'un groupe, d'une communauté, d'une société est importante pour sa survie. Sans elle, les membres sont divisés et poursuivent des objectifs divergents. C'est ce rôle d'unification, d'harmonie qui montre en effet la place des divinités au sein du groupe. Elles constituent un élément de référence et d'équité à partir duquel tous les membres ont la même vision des choses, établissant du coup les mêmes droits et devoirs. C'est au regard de ces divinités que s'établissent les normes de conduite d'une société. Une conduite est qualifiée de déviante si elle s'en écarte. Les interdits sociaux sont à la lisière de ces normes et leur transgression entraîne la sanction.

2.2.4- Le rôle de sanction

La sanction concourt au respect des normes établies, connues sous le nom de totems, d'interdits (*tchilié*). Leur transgression est considérée comme une atteinte aux ordres des divinités. Dès lors, elles vont communiquer au groupe cette offense par une maladie ou un malheur d'une autre nature (accident, échec, etc.) survenant chez l'inculpé. Ces signes sont donc un avertissement, un rappel à l'ordre et une injonction. Un avertissement qui témoigne qu'une infraction a été commise ; un rappel à l'ordre qui demande une réparation et une injonction à restaurer les relations provisoirement mises en péril. La sanction donnée par les divinités n'a donc pas pour but d'ôter la vie de l'inculpé mais plutôt de le rappeler à l'ordre et au respect des puissances surnaturelles. Cependant, si la réparation n'est pas faite dans les normes et le délai prescrits par les *n'zuéyifouè* (devin) alors le malade peut mourir pour servir de leçon aux autres membres du groupe.

L'étude de cas que nous présentons ici est une illustration de l'interférence des représentations religieuses dans la prise en charge médicale de la maladie par les traditherapeutes.

2.3- ETUDE DE CAS : PROCESSUS DE SOINS D'UNE MALADE DU PALUDISME

Une des formes les plus graves, selon la nosographie baoulé-agba du paludisme, est celle dite mâle ou *djèkoidjo yassoua.* Le caractère brutal et délirant du malade le rapproche de la démence. Le processus de guérison de cette maladie nécessite l'intervention d'un spécialiste car, comme nous l'avons dit, elle se rapproche non seulement de la démence mais elle peut aussi être aussi l'œuvre d'un génie qui choisit l'individu pour faire de lui son disciple. Dès lors, les services d'un devin-guérisseur sont sollicités dans ce cas précis d'affection pathologique.

Voici comment sous l'influence des représentations religieuses, le paludisme mâle d'Aya, 5 ans est pris en charge à Guimbo-n'dolikro, un des villages situé à une soixantaine de kilomètres de Dimbokro où se sont déroulées nos enquêtes.

2.3.1- Les manifestations de la maladie

La maladie d'Aya commence un soir où, revenue des champs avec ses parents, elle ne mange pas, se trouvant dans un état fébrile. Le lendemain, son état ne s'améliore pas jusqu'à l'après-midi où la visite de l'oncle Konan à la famille déclenche le début du traitement de la maladie. Une décoction de plantes est préparée par celui-ci qui pense qu'il s'agit d'un cas de constipation (plaie de ventre) appelée *klounkanni*.

Deux jours plus tard, l'état de santé d'Aya ne s'améliore pas toujours et de nouveaux symptômes ont fait leur apparition. Elle délire pendant son sommeil, se lève souvent brutalement, court en criant. Elle pense avoir vu une personne de grande taille qui veut la saisir et qui l'appelle. Cette idée de personne fait penser Brou et Koko, les parents d'Aya, à son grand-père décédé il y a trois ans. Cette nouvelle donnée dans la manifestation de la maladie conduit la famille à la consultation d'un devin pour connaître ses causes réelles.

2.3.2- La consultation divinatoire et les sacrifices

Lorsque les parents d'Aya arrivent chez le devin, il les fait asseoir sur sa grande natte étendue à même le sol. Avant de leur demander la nouvelle, il jette quelques cauris devant lui et comme si quelqu'un lui parlait, il acquiesce de la tête mais la remue quelquefois. Il sourit enfin et se tourne vers les parents et dit : « *soyez les bienvenus ! Vous êtes vraiment bien arrivés !* ». Il ne laisse pas répondre ces interlocuteurs et il ajoute : « *cette fille a eu beaucoup de chance !* ». Il demande finalement la nouvelle à ses hôtes. Après avoir exposé l'objet de leur visite, le devin leur répond qu'il le savait déjà par l'entremise de ses génies. Il leur explique donc comment la maladie est arrivée à leur fille et pourquoi elle est encore en vie. « *Cette maladie est le paludisme mâle. C'est un sort qui lui a été lancé par un des parents maternels. C'est une femme qui, en sorcellerie, veut la récupérer et s'est déguisée en homme* ». Koko, la mère d'Aya voulant intervenir, le devin l'interrompt de la main et poursuit ses propos : « *mes génies me font savoir qu'ils estiment bien cette fille ; si elle est encore en vie, c'est bien grâce au génie Assiè qui a un regard bienveillant sur la famille* ». Brou, le père prend la parole et après avoir remercié le devin, demande : «*Bé n'dévi,*[9] *dis-nous pourquoi cette femme, je veux dire cette sorcière, en veut à notre fille* ». Le devin garde le silence un bon moment avant de s'exprimer : « *Seuls mes génies ont la connaissance de telles choses. Cependant, ils exigent un coq rouge et un autre blanc avant de révéler quoi que ce soit* ». Cette exigence étant satisfaite, le devin relate l'histoire de la

---

[9] Titre honorifique qui signifie grand, puissant désignant la puissance des devins.

petite Aya. Il rappelle qu'elle a été promise dès sa naissance à sa grand-mère maternelle. C'est elle qui la réclame aujourd'hui par cette affection de la maladie. Les parents d'Aya ayant reconnu ces faits s'en remettent au devin pour conjurer ce mal. Celui-ci leur fait les recommandations suivantes :

- offrir un poulet blanc au génie *Assiè* ;
- offrir un autre poulet à la divinité *Oumien* (âme du grand-père défunt).

Ils pourront revenir le voir pour la suite du traitement après ces sacrifices. Le guérisseur leur remet deux lots de feuilles fraîches dont le jus du premier doit être mis sur les yeux de la malade pour mettre un terme aux cauchemars ; le second lot doit être macéré et servir de badigeon pour fortifier son âme. Deux jours plus tard, les parents reviennent avec leur fille chez le devin.

2.3.3- Le traitement de la maladie

Les médicaments confectionnés par le thérapeute sont classés en trois catégories. Il y a d'abord le canari pour le bain, ensuite un agrégat de racines pour le lavement et des feuilles fraîches pour les yeux. La recherche de ces remèdes s'est faite à l'insu des parents. Les interdits liés au traitement ont été ainsi énumérés :

- la consommation d'aliments sucrés ou de couleur jaune (papaye, banane, huile rouge, etc.) ;
- la cuisson du médicament sur le foyer familial (un feu spécial doit être fait pour sa cuisson) ;
- le retrait de braises du feu pendant la cuisson du médicament ;
- la mise de la gueule des animaux dans le produit ;

- la prise du médicament par une personne étrangère à la famille.

Toutes ces prescriptions doivent être suivies pour garder l'efficacité du médicament. La durée du traitement préconisé est de huit jours. Mais en fonction de l'état d'avancement de la santé, le soigneur le renouvellera ou non.

Lorsque les parents d'Aya ont rencontré pour la troisième fois le devin-guérisseur, il leur a fait comprendre qu'il restait un dernier sacrifice à faire à la rivière protectrice de la famille. Néanmoins, il a renouvelé le traitement dont l'efficacité n'est effective qu'après avoir satisfait à ce sacrifice.

Une semaine plus tard, quand ceux-ci reviennent consulter le devin, l'état de santé d'Aya s'était nettement amélioré. Cette fois-ci, le médicament n'est plus à renouveler. En revanche, il faut remercier par un sacrifice la divinité communautaire *Assiè*, génie protecteur du village. Cela pour confirmer la guérison et pour lui confier l'âme de l'enfant car l'esprit maléfique peut toujours surgir pour la nuire.

2.3.4- Le sacrifice pour la confirmation de la guérison

Le sacrifice (*tèyilè*) a nécessité la présence des membres de la famille du malade, du devin-guérisseur (*aréyéfouè*), du sacrificateur (*amouin sôfouè*) et de la notabilité autour de la divinité communautaire *Assiè*.

Le premier poulet sacrifié n'a pas eu l'approbation des esprits. Le devin est donc interpellé pour en savoir les raisons. Il annonce qu'une promesse a été faite par la famille d'Aya et qu'elle n'a pas été tenue. Dès lors, la guérison de l'enfant n'est que provisoire. Les parents d'Aya ont compris que la promesse de donner leur fille à sa grand-mère qui a été faite depuis sa naissance et qui n'a pas été tenue doit l'être maintenant. Ainsi, devant l'assistance, la promesse de donner leur première fille à sa grand-mère a été renouvelée. Un second poulet a donc été sacrifié qui a eu cette fois-ci l'approbation des esprits.

Tableau I : Récapitulatif du processus de guérison de la maladie d'Aya

Evénements pathologiques	**Itinéraire thérapeutique**	**Causes attribuées**	**Nature des soins**
- Perte d'appétit - Fièvre	Famille	parasitose intestinale (*klounkanni*)	automédication traditionnelle
Complications de la maladie : délires, agitations	Devin-guérisseur	- paludisme mâle *(Djèkoidjo yassoua*) - sorcellerie	- sacrifice aux divinités *Assiè* et *Oumien* - plantes médicinales
Santé non améliorée	Devin-guérisseur	sorcellerie	- fortification de l'âme - Plantes médicinales
Signes d'amélioration de la santé	Devin-guérisseur	- sorcellerie - esprit de la rivière protectrice	- renouvellement du médicament - sacrifice à la rivière
Amélioration de la santé	- Devin-guérisseur - Divinité *Assiè*	- sorcellerie - promesse non tenue	sacrifice à la divinité *Assiè*

Source : Données d'enquête.

L'étude de cas que nous venons d'exposer met en évidence l'influence des représentations religieuses et le rôle du sacré dans le processus de soins de la maladie. A ce stade de nos propos, il est aisé de dire que la médecine traditionnelle est la science du naturel (utilisation des plantes médicinales) et du surnaturel (intervention des puissances spirituelles dans le processus thérapeutique).

Au regard de ce qui précède comment le paludisme est-il perçu et pris en charge dans la culture médicale baoulé-agba ?

CHAPITRE III

PERCEPTIONS SOCIALES BAOULE-AGBA DU PALUDISME

3.1- LES REPRESENTATIONS SOCIALES DU PALUDISME

Le concept de représentation sociale désigne une forme de connaissance spécifique, le savoir de sens commun, dont les contenus manifestent l'opération de processus génératifs et fonctionnels socialement marqués (Jodelet, 1991). Les représentations sociales témoignent de la pratique des connaissances acquises à travers la culture. Elles sont l'expression du système gnoséologique de la communauté. Ce dernier représente l'univers des connaissances issues de la tradition. Ces connaissances sont empiriques et leur pérennité est assurée par la tradition au moyen de l'oralité. L'oralité, dans ce sens, constitue la voie de transmission et de reproduction des valeurs traditionnelles. « *C'est à travers elle que sont perçues l'origine des maladies et les vertus thérapeutiques des plantes* »[10]. Ces connaissances ou valeurs traditionnelles forment un ensemble de savoir, de préceptes qu'il ne faut pas modifier ; il faut les accepter et les comprendre comme tels au risque d'offenser les ancêtres qui en sont les dépositaires. C'est pourquoi, pour Paul Mercier, «*là où il y a modification des structures sociales, des formes de*

[10]François N'guessan KOUAKOU(1978). « Pour une anthropologie médicale africaine », *dans Annales de l'Université d'Abidjan*, Série F Tome XII, Ethno-sociologie, p. 20.

contrôle social, des contenus culturels, il y a nécessairement des risques de mal adaptation de l'individu ».[11]

La notion de représentation sociale implique aussi celle de perception. En effet, la perception suppose une appréciation, un point de vue ; elle est aussi une manière de voir et de comprendre un phénomène. Mais la perception du point de vue socio-anthropologique, n'est pas celle de l'individu mais celle du groupe social auquel celui-ci appartient. L'individu est un élément du groupe, de la société et il est de ce fait imbriqué dans le schème de pensée de son groupe ou de sa communauté. Dès lors, la pensée de l'individu, ses attitudes, son comportement et sa vision des choses et du monde sont calqués sur le modèle véhiculé par sa culture de base. C'est pourquoi, «*dans la sphère des représentations sociales, les nouvelles informations ne sont souvent intégrées que lorsqu'elles confirment les conceptions existantes* »[12]. L'exemple de la perception du paludisme dans certaines communautés africaines illustre bien ce propos. En effet, les Mossi, dans leur perception du paludisme n'attribuent pas les causes de la maladie au moustique qui ne représente qu'une nuisance pour le dormeur (Bonnet, 1990). Cette même observation a été faite par Agyepong (Agyepong et al., 1992) chez les Adangbe du Ghana qui attribueraient l'origine du paludisme à la chaleur et non au moustique.

Comme on le voit, les représentations sociales sont d'une grande importance dans l'étude du paludisme dans les communautés rurales.

---

[11] Paul MERCIER, cité par ABE (1998). « La problématique de «culture et santé» en Côte d'Ivoire », *dans Repère,* n°2, p.134.

[12] MOSCOVICI, cité par Myriam ROGER (1993). « Sumaya dans la région de Sikasso : une entité en évolution », *dans Se soigner au Mali.* Paris, Karthala et Orstom, pp. 83-84.

L'analyse des représentations sociales du paludisme chez les Baoulé-agba en appelle à l'inventaire des terminologies ethnomédicales, de la nosologie et de la nosographie de cette maladie.

3.1.1- Les terminologies ethnomédicales du paludisme

Trois termes principaux sont utilisés par les Baoulé-agba de Côte d'Ivoire pour désigner le paludisme. Il s'agit en effet du terme de *djèkoidjo*, d'*ayankan* et de *djangouman.* Cependant, le terme le plus populaire et donc le plus usuel est *djèkoidjo.* Le terme *ayankan* est moins utilisé que le premier et plus utilisé que celui de *djangouman.*

Au cours de cette étude, aucune signification particulière ou référence n'a été donnée au terme *djèkoidjo.* "*C'est le nom que nos ancêtres ont donné à cette maladie*", nous ont répondu nos interviewés. Cependant, même si la signification particulière de ce terme n'est pas connue, il reste évident que cette maladie est bien connue dans ce sous-groupe ethnique Baoulé. En effet, sur 264 enquêtés, le terme *djèkoidjo* a été cité comme le nom baoulé qui renvoie à celui de paludisme en français.

Par ailleurs, le terme *djèkoidjo* peut renvoyer dans la culture baoulé au nom d'une personne de sexe masculin né un mardi (koidjo) et dont le père s'appelle Djè. Le nom Djè lui-même est le nom d'un masque masculin qui est une divinité communautaire assurant la protection de la communauté. Dès lors, le nom *djèkoidjo* est utilisé différemment chez les Baoulé-agba pour désigner soit la maladie paludisme, soit une personne. C'est pourquoi, très souvent pour éviter de faire la confusion, le terme *toukpatchè* (maladie) est associé au terme *djèkoidjo*. D'une manière précise, le terme paludisme renvoie à celui de *toukpatchè djèkoidjo* signifiant littéralement "maladie paludisme" en français.

La culture Baoulé est riche en symbolique. Ainsi la métaphore, la similitude ou l'analogie sont-elles souvent utilisées pour expliquer, comprendre, apprécier et désigner les éléments naturels ou anthropiques. C'est dans ce contexte que se situe le deuxième terme pour désigner le paludisme : *ayankan*. Ce terme, dans la langue baoulé, renvoie à l'animal domestique "chat" en français. *Ayankan* signifie donc chat. Le terme *ayankan* est cependant utilisé couramment par les Baoulé-agba pour désigner le paludisme. Cette constatation d'ordre linguistique suscite des interrogations dont celles-ci :

- le chat donnerait-il le paludisme ?
- quel rapport existe-t-il entre la maladie "paludisme" et l'animal "chat" ?

L'implication de l'animal domestique *ayankan* dans les terminologies ethnomédicales du paludisme chez les Baoulé-agba trouve son explication au niveau de la similitude des symptômes de la maladie avec l'animal domestique "chat". En effet, les symptômes comme l'asthénie ou la faiblesse du corps et les yeux de teintes jaunes ou blanches du malade de paludisme sont assimilés à la nonchalance et aux yeux de couleur jaune ou blanche du chat. Dès lors, l'animal domestique "chat" qui est bien connu devient un animal éponyme, un symbole de référence pour expliquer et comprendre le paludisme.

Par ailleurs, l'utilisation de cette métaphore à travers la similitude entre le paludisme et le chat permet de mettre en relief les rapports entre aînés et cadets, initiés et non initiés, praticiens et non-praticiens dans les sociétés rurales africaines. En effet, dans ces sociétés, c'est l'aîné, l'initié ou le praticien qui est censé détenir la connaissance qui instruit le cadet, le non initié ou le non-praticien qui est en quête de connaissance. C'est ce qui conduit le plus souvent à l'utilisation d'images comme support pédagogique pour mieux expliquer à l'élève ce qui lui est difficile de comprendre. Dans ces conditions, le terme *ayankan* incarne la connaissance du paludisme par excellence. Cependant, il ne s'applique pas à toutes les formes de paludisme comme on le verra dans le sous-chapitre consacré à la nosologie et à la nosographie du paludisme.

Le terme *djangouman*, qui est peu usuel, peut se comprendre par son emprunt linguistique. En effet, le mot *djangouman* serait d'origine malinké. Il serait donc une dérivée de *djangoumani* qui signifierait chat. La cohabitation des Baoulé-agba et des Malinké (Dioula) aurait favorisé l'utilisation du terme *djangouman* dans le vocabulaire baoulé-agba. Fort de ce constat, il n'est nul doute que le chat est, dans la perception ethno-médicale de ce peuple, le symbole du paludisme.

La triple désignation du paludisme par la population d'étude pourrait sans doute établir la thèse de leur connaissance parfaite de la maladie. Cependant, il importe d'approfondir ces connaissances dans ce milieu en recherchant les différentes formes de paludisme et leur classification.

3.1.2- La nosologie et la nosographie du paludisme

Le paludisme est connu par la population d'étude comme une maladie grave qui n'échappe à personne. Il est donc établi que les personnes de tous âges sont exposées à la maladie. Cependant, l'étude nosologique du paludisme chez ce sous-groupe ethnique baoulé nous permet de comprendre les manifestations de cette maladie. Il est à noter que pour la population d'étude, il n'y a pas de paludisme typique aux enfants. Néanmoins des maladies similaires leur sont spécifiques.

Diverses formes de paludisme ont été enregistrées au cours de l'étude. La confrontation des résultats de l'enquête par questionnaire, du focus-group et de l'entretien avec les tradithérapeutes nous permet de classer le paludisme sous quatre formes essentiellement selon ses manifestations. Il s'agit notamment du :

- *Djèkoidjo ouffoué* (paludisme blanc) ;
- *Djèkoidjo ôkloè* (paludisme jaune) ;
- *Djèkoidjo yassoua* (paludisme mâle) et de
- *Ejué n'go* (ictère).

Tableau II : Nosographie du paludisme

Formes de paludisme	Symptômes	Manifestations
Paludisme blanc (*Djèkoidjo ouffoué*)	- pâleur des paumes, des plantes des pieds - blancheur de l'urine et des téguments des yeux	- torpeur - taciturnité - nonchalance
Paludisme jaune (*Djèkoidjo ôkloè*)	jaunissement des paumes, des plantes des pieds, des téguments des yeux et de l'urine	- torpeur - taciturnité - nonchalance
Paludisme mâle (*Djèkoidjo yassoua*)	jaunissement des paumes, des plantes des pieds, des téguments des yeux et de l'urine	- agitation - délire - insomnie - cauchemars
Ictère (*êjué n'go*)	- coloration en jaune-rougeâtre des téguments des yeux et de l'urine - jaunissement vif des paumes et des plantes des pieds	- anorexie - asthénie - torpeur - nonchalance

Source : Données d'enquête

De par leurs manifestations, d'autres formes de paludisme et des maladies infantiles similaires peuvent-elles être rattachées à celles susmentionnées. Il convient donc d'examiner toutes ces formes pour mieux cerner le paludisme chez les Baoulé-agba.

La forme de paludisme blanc semble-t-il est la moins grave et l'une des plus fréquentes. C'est sans doute pour cette raison qu'elle est assimilée à la femme. En effet, elle porte aussi le nom de *djèkoidjo bla* qui signifie en français "paludisme femelle". Cette forme de paludisme pourrait correspondre sur le plan biomédical au paludisme simple. Elle est la plus connue des enquêtés. En effet, le "paludisme blanc" ou *djèkoidjo ouffoué* a été cité par la majorité des personnes interrogées comme une forme de paludisme. Les caractères distinctifs de celle-ci peuvent se situer à deux niveaux :

- au niveau de l'humeur du malade et
- au niveau de la coloration du corps du malade.

Sur le plan humoral, le malade dort beaucoup et devient taciturne. Il survient une asthénie qui peut être liée à l'anorexie. C'est d'ailleurs ce qui conduit à la sensation de lourdeur et à la nonchalance du malade. Ce caractère distinctif du malade de paludisme blanc est l'un des éléments d'assimilation au chat. Le malade de paludisme blanc est pâle. C'est d'ailleurs ce qui lui vaut le nom de paludisme blanc. La pâleur du malade s'accentue au niveau de certaines parties du corps telles que les yeux, le bout du nez, les coins de la bouche, des paumes et la plante des pieds. Cependant, au cours de cette étude, deux éléments récurrents ont été cités par la majorité des enquêtés comme étant les signes distinctifs du "paludisme blanc". Il s'agit en effet de la blancheur des téguments des yeux et de l'urine. C'est donc à partir de ces deux éléments centraux que le malade est taxé de souffrir du paludisme blanc.

La forme de paludisme jaune est similaire au paludisme blanc. Sa particularité est le jaunissement de certaines parties du corps du malade. C'est donc le jaunissement qui constitue l'élément de particularisation de cette forme de paludisme ; ce qui fait d'elle un "paludisme jaune" (*djèkoidjo ôkloè*). Chez les Baoulé, le terme *ôkloè* représente une couleur unique qui désigne à la fois les couleurs rouge, orange et jaune. Mais au niveau linguistique, des précisions terminologiques peuvent être apportées pour différencier les trois couleurs. Cependant, au niveau du paludisme le terme *ôkloè* désigne la couleur jaune. Comme pour le "paludisme blanc", les éléments distinctifs du "paludisme jaune" concernent les yeux, les coins de la bouche, des paumes et des plantes des pieds. Cependant, la différence fondamentale entre ces deux formes de paludisme se situe au niveau de la coloration de ces parties du corps. Il est question en effet de la coloration en blanc pour le "paludisme blanc" et de la coloration en jaune pour le "paludisme jaune".

L'autre élément très caractéristique de cette forme de paludisme est le jaunissement de l'urine des téguments des yeux. C'est d'ailleurs ces éléments qui permettent de diagnostiquer la maladie.

Le paludisme dit mâle chez les Baoulé-agba est l'une des formes les plus graves. Cependant, il est peu fréquent. Le paludisme mâle se caractérise aussi par le jaunissement de certaines parties du corps du malade comme dans le cas du paludisme jaune. Mais, ce qui le caractérise particulièrement c'est l'humeur du malade. En effet, contrairement à la torpeur dont est sujet le malade de paludisme blanc, le malade de paludisme mâle est agité. Ainsi devient-il brutal et constitue une menace permanente pour son entourage. « *Il agit comme un chien enragé et il est prêt à mordre* » a décrit un tradithérapeute au cours de nos entretiens. Le malade est, de ce fait, parfois enchaîné pour minimiser les risques encourus. Il a de l'insomnie et ses moments de sommeil sont très brefs car ils sont faits de cauchemars.

Par ailleurs, l'analyse du terme mâle caractérisant le paludisme permet de comprendre les rapports entre l'homme et la femme dans certaines sociétés africaines. En effet, le sexe masculin est le sexe dit fort contrairement au sexe féminin qui, lui, est dit faible. C'est dans cette optique que le paludisme délirant et agitateur (*djèkoidjo yassoua*) est assimilé à l'homme contrairement au paludisme "nonchalant" (paludisme blanc) assimilé à la femme.

L'ictère est la forme de "paludisme" la plus grave et donc la plus mortelle. Ses symptômes ne se dévoilent pas dès les premiers moments ; ils n'apparaissent véritablement qu'au moment où les chances de guérison de la victime sont réduites. Les signes les plus évidents sont la coloration en jaune-rougeâtre des téguments des yeux et de l'urine et en jaune vif des paumes et des plantes des pieds. C'est ce qui lui vaut d'ailleurs son nom *êjué n'go* en baoulé, qui peut se traduire littéralement par "la mort jaune" (*êjué* signifie la mort et *n'go,* la couleur jaune-rougeâtre). Les entretiens (collectifs et individuels) ont permis de comprendre que cette forme de paludisme commence dans le ventre. Elle attaque d'abord les intestins dont le manque de soins peut entraîner leur destruction ; ce qui conduit bien évidemment au décès du malade. Aussi le temps entre l'apparition des signes caractéristiques (coloration des yeux et de l'urine en jaune-rougeâtre, des paumes et des plantes des pieds en jaune vif) et l'aggravation de la maladie est-il généralement très court. Il s'ensuit donc que le manque de remède efficace peut être fatal pour le malade. Comme on peut s'en apercevoir, la gravité de cette forme de paludisme a fait perdre le terme *djèkoidjo* (paludisme) pour être remplacé par celui d'*êjué* (mort). La "mort jaune" ou *êjué n'go* pourrait correspondre sur le plan biomédical à l'ictère. Sur le plan linguistique, l'ictère chez les Baoulé-agba n'est plus une maladie mais la mort.

Toutes ces formes de paludisme que nous venons d'analyser ne sont pas spécifiques à une catégorie de personne ; tout le monde en court le risque de les contracter. Cependant, au cours de cette étude, il a été constaté l'existence de maladies similaires au paludisme. Ces maladies, qui sont spécifiques aux enfants, surtout ceux de zéro à cinq ans, sont prises souvent par les jeunes mères pour un paludisme. Au cours de cette étude, quatre principales maladies (les plus fréquentes) ont été enregistrées comme étant des maladies infantiles similaires au paludisme. Pour garder leur originalité, les noms de ces maladies n'ont subit aucune modification linguistique. Il s'agit en effet d'*angbô, n'glo-n'glo, pinguin* et de *klounkanni*.

Tableau III : Maladies infantiles similaires au paludisme

Maladies	**Nom en Baoulé**	**Symptômes**
Parasitoses intestinales	*Angbô*	- corps chaud - vomissements - anorexie - pâleur du corps - selles rougeâtres puis vertes
Maladie de l'oiseau	*N'glo-n'glo*	- corps chaud - raideur du corps - yeux révulsés - convulsions
Fontanelle	*Pinguin*	- anorexie - pleurs persistants - corps chaud - vomissements
Constipation (plaie de ventre)	*Klounkanni*	- nausée (vomissements) - corps pâle - blancheur des téguments des yeux - asthénie - selles en boulettes

Source : Données d'enquête

La forme de parasitose la plus connue chez les nourrissons est appelée *angbô*. Cette maladie qui est spécifique aux enfants est fréquente en milieu rural africain. Les signes comme le corps chaud, le vomissement, la perte d'appétit et la pâleur du corps sont les prodromes de cette maladie. C'est très souvent à ce stade d'évolution de la maladie qu'elle est assimilée à un paludisme. Mais l'examen des selles de l'enfant établit le diagnostic définitif. En effet, l'enfant atteint d'*angbô* a les selles de couleur rougeâtre dès les premiers instants de la défécation. C'est ce qui a valu son nom *angbô* assimilé aux fleurs rouges du kapokier (*angbô*). Cependant, ces selles prennent une coloration verte après quelques minutes suivant la défécation. C'est à partir de ce diagnostic final que commence véritablement le traitement à base de plantes médicinales.

Notons que le traitement de cette maladie fait rarement l'objet de demande de soins dans une structure sanitaire. Le recours à la médecine moderne n'est envisagé qu'en cas de complication due à l'immixtion d'une autre maladie.

La maladie d'oiseau est considérée dans certaines sociétés africaines comme étant le paludisme de l'enfant. En effet, chez les Moose du Burkina Faso cette maladie est connue sous le nom de *liula* (Bonnet, 1990). Au Mali, cette même maladie est connue sous le nom de *konon* (Diop, 2000). Elle est appelée *n'glo-n'glo* ou *anouman* chez les Baoulé-agba; ce qui peut se traduire littéralement par "haut haut" ou "oiseau". La maladie d'oiseau n'est nullement considérée comme une forme de paludisme mais elle constitue une maladie spécifique aux enfants. Dans la perception de la population, cette maladie survient lorsque le bébé, qui est couché dehors, est survolé par un oiseau prédateur (aigle, épervier, etc.). Mais elle peut être l'objet d'un mauvais sort qui a été jeté à l'encontre de l'enfant. Les symptômes liés à cette maladie sont :

- le corps chaud ;

- la raideur du corps ;

- les yeux révulsés ;

- la convulsion.

Les symptômes comme la convulsion et la révulsion des yeux font de cette maladie une des plus graves de l'enfant. Ces deux symptômes centraux déterminent très souvent l'itinéraire thérapeutique quand la maladie atteint un stade de gravité. Ainsi la médecine moderne est-elle sollicitée à ce stade gravidique de la maladie par la population dans la quête de soins. C'est pourquoi, pour prévenir cette maladie, il est porté au poignet gauche du bébé, une cordelette nommée *n'glo-n'glo gnamman* (cordelette du haut haut pour indiquer l'oiseau). Elle est composée de :

- une cordelette en fil de coton ;
- une grosse perle synthétique tricolore (bleu, blanc, maron) ;
- quatre petites perles végétales de couleur noire ;
- plumes d'oiseaux rapaces (généralement épervier).

La fontanelle se présente non pas comme une maladie mais un état morbide. En effet, tout nouveau-né est prédisposé à la fontanelle. Cependant, ce qui fait d'elle une maladie, c'est surtout quand elle s'affaisse et que surviennent les signes de malaise. Ainsi l'apparition des symptômes suivants nécessite-t-elle une demande de soins. Il s'agit de :

- la perte d'appétit (refus de téter) ;
- les pleurs persistants ;
- le corps chaud ;
- les vomissements.

La demande de soins se fait généralement chez le tradithérapeute.

La constipation est un état de morbidité fréquent en milieu rural ivoirien. La constipation est bien connue en milieu rural baoulé-agba. Chez cette population, cet état de morbidité est appelé *klounkanni* ; ce qui signifie littéralement "plaie de ventre". Elle n'est pas spécifique aux enfants ; les adultes peuvent aussi la contracter. Mais généralement, les enfants sont les plus touchés à cause de leur vulnérabilité face aux infections d'origine digestive. La "plaie de ventre" se présente en milieu rural africain comme une maladie ordinaire car elle est associée à toutes sortes de pathologies digestives. Chez les enfants, cette maladie se caractériserait par les signes suivants :

- nausée (vomissement après un repas) ;
- corps et paumes de l'enfant pâles ;
- blancheur téguments des yeux ;
- asthénie ;
- selles en boulettes.

Chez l'adulte, la courbature s'ajouterait à l'asthénie et aux selles en boulettes. La "plaie de ventre" est très fréquente dans la zone d'étude. Généralement, le recours aux soins pour cette maladie se fait à la médecine traditionnelle. Cependant, l'automédication est souvent de mise avec les médicaments traditionnels (lavement avec des écorces ou des racines de plantes médicinales, tisane, etc.). Dans la perception des Baoulé-agba, les causes de cette maladie sont généralement d'origine nutritive chez les enfants (consommation d'aliments trop sucrés) ou d'origine physique chez les adultes (travaux manuels difficiles). Il semblerait aussi que la station débout ou assise prolongée peut provoquer "une plaie de ventre".

S'il est établi que les maladies que nous venons d'évoquer ne sont pas des formes de paludisme, il reste à comprendre comment les populations déterminent-elles les symptômes du paludisme. La reconnaissance des symptômes d'une maladie conduit sans doute à la recherche de causes et à la quête de soins.

3.1.3- La symptomatologie du paludisme

La symptomatologie qui est l'étude des symptômes d'une maladie n'intéresse ici le socio-anthropologue qu'à partir des signes de reconnaissance de la maladie décrits par la population d'enquête. L'étude des symptômes du paludisme met en exergue les signes qui rendent compte d'un accès palustre selon la perception des Baoulé-agba. Divers signes ou symptômes du paludisme évoqués par les enquêtés ont été classés en deux groupes. Il s'agit des :

- symptômes liés à l'état physique du malade ;

- symptômes liés à la coloration de certaines parties du corps du malade.

Les symptômes liés à l'état physique sont des symptômes qui affectent l'état physique du malade soit par une douleur, une sensation inhabituelle, un malaise. Cependant, la reconnaissance des symptômes du paludisme chez l'adulte comme chez l'enfant ne fait pas l'unanimité chez les enquêtés. En effet, pour les uns, les adultes présentent les mêmes signes de paludisme que les enfants. Pour les autres, les signes du paludisme diffèrent chez les adultes que chez les enfants. L'adulte atteint de paludisme présente les signes suivants :

- céphalées (mal de tête, 3,03%) ;

- fatigue générale (10,22%) ;

- douleurs articulaires (6,43%) ;

- fièvre (corps chaud, 34,09%) ;

- frissons (9,48%) ;

- perte d'appétit (1,37%) ;

- troubles psychologiques (6,82%) ;

- coloration des téguments des yeux, urine, paumes et plantes des pieds (90,90%).

L'enfant atteint de paludisme a les signes suivants :

- l'enfant présente les mêmes signes que les adultes (83,33%) ;

- fièvre (corps chaud, 14,01%) et

- coloration des téguments des yeux, urine, paumes et plantes des pieds (90,90%).

Tableau IV : Symptomatologie du paludisme

Symptômes du paludisme	**Nombre de réponses***	
	Valeur absolue	Valeur relative (en %)
Coloration des téguments des yeux, urines, paumes et plantes des pieds	240	90,90
Fièvre (corps chaud)	90	34,09
Fatigue générale	27	10,22
Frissons	26	9,48
Troubles psychologiques	18	6,82
Douleurs articulaires	17	6,43
Mal de tête	08	3,03
Vomissements	05	1,89
Anorexie	03	1,37
Ne sais pas	11	4,16
Nombre d'enquêtés	**264**	

* NB : Plusieurs réponses sont possibles

Source : Données d'enquête

Pour apprécier la connaissance des symptômes du paludisme par cette population, les données recueillies au cours de l'étude ont fait l'objet d'une appréciation au niveau biomédical. Cette appréciation biomédicale révèle en effet une assez bonne connaissance de quelques signes présomptifs (signes cliniques) du paludisme par les enquêtés tant chez les adultes que chez les enfants. Mais ces signes ne peuvent à eux seuls suffire pour poser un diagnostic réel du paludisme ; le diagnostic parasitologique à partir de la goutte épaisse ou du frottis sanguin pourrait révéler un diagnostic réel et définitif du paludisme. Cependant, le second symptôme de référence pour diagnostiquer le paludisme aussi bien chez l'adulte que chez l'enfant demeure en milieu rural baoulé-agba la coloration du corps du malade.

La teinte en blanc ou en jaune des téguments des yeux, des paumes et de l'urine constitue les éléments référents d'un accès palustre quel que soit l'âge. En effet, les téguments des yeux, les paumes et l'urine du malade atteint de paludisme prennent une coloration blanche ou jaune. Dans le premier cas, le malade qui devient pâle (blancheur du corps) est atteint d'un "paludisme blanc" (*djèkoidjo ouffoué*). Dans le second cas, il s'agit d'un "paludisme jaune" (*djèkoidjo ôkloè*). Ces symptômes constituent, dans la majorité des cas de paludisme, un diagnostic référentiel ou définitif. Cependant, celui-ci peut compromettre la santé du malade du fait que les signes liés à la coloration des téguments des yeux, urine, paumes et plantes des pieds n'apparaissent qu'à une phase très avancée de la maladie. De fait, la teinte blanche que prennent les parties précitées du corps humain peut être liée à une anémie. La coloration de ces mêmes parties du corps du malade en jaune provient de la bilirubine qui est un pigment biliaire, jaune-rougeâtre issue de la dégradation de l'hémoglobine des hématies. Dans ces conditions, il est possible pour un malade de passer d'un accès simple à un accès grave dans ce milieu si la quête de soins ne commence véritablement qu'à l'apparition de ces symptômes.

Fort de ce qui précède, il est possible de dire que la connaissance du paludisme chez les Baoulé-agba de Côte d'Ivoire est basée sur l'état psychosomatique du malade. Si l'on a pu identifier les symptômes du paludisme selon la perception de la population d'étude, il importe de comprendre ce qui donne naissance à ces symptômes, en un mot de rechercher les causes du paludisme dans ce milieu.

3.1.4- L'étiologie du paludisme

En milieu rural africain, les causes d'une maladie sont souvent diverses. Cette réalité peut se vérifier dans le cas du paludisme dont les causes dépassent la sphère biomédicale. En effet, au cours de cette étude, diverses causes de paludisme ont été évoquées par les personnes interrogées. Cette étiologie concerne pour l'essentiel :

- les causes biomédicales ;
- les causes climatologiques et physiques ;
- les causes liées aux maladies.

Les causes biomédicales du paludisme concernent principalement le moustique du genre anophèle femelle qui est visé. Le moustique comme cause de paludisme est très peu cité par les enquêtés. En effet, seulement 9,85% d'entre eux ont cité le moustique comme le vecteur du paludisme. Cependant, toutes les personnes enquêtées ont reconnu la présence des moustiques dans leur localité. Ils sont connus comme des insectes dangereux pour la santé des enfants au regard des nombreux boutons qu'ils causent sur leur corps. En revanche, le moustique ne représente qu'une nuisance pour le dormeur adulte. Ainsi par sa piqûre douloureuse (67,80% des enquêtés) et le bruit qu'il fait (36,36% des enquêtés), le moustique empêche-t-il le paysan d'avoir une douce nuit après une journée laborieuse. Il est, de ce fait, considéré comme un "troubleur" de sommeil.

Comme on peut s'en apercevoir, les causes bio-médicales dans ce milieu ne sont pas de mise ; une étiologie reflétant la perception de la population ne concerne donc pas le moustique.

Tableau V : Perception du moustique

Motifs de la crainte du moustique	**Nombre de réponses***	
	Valeur absolue	**Valeur relative (en %)**
Cause de paludisme	26	9,85
Piqûres douloureuses	179	67,80
Nuisances dues aux bruits	96	36,36
Nombre d'enquêtés	**264**	

* NB : Plusieurs réponses sont possibles

Source : Données d'enquête

Les causes climatologiques concernent pour 8,33%, le changement de temps (du chaud au froid et vice-versa) et pour 84% le soleil. Les causes physiques représentent 31,80% des causes du paludisme. Elles concernent la fatigue physique due aux travaux champêtres et au manque de repos. L'analyse systémique du milieu d'étude permet de comprendre l'implication de ces éléments dans les causes du paludisme. En effet, l'activité principale du milieu rural est l'agriculture. Mais généralement cette agriculture est de type artisanal et se pratique donc avec des outils traditionnels (machettes, houes, etc.). Cet état de fait entraîne chez le paysan une fatigue quasi permanente puisqu'il ne dispose que très peu de jours pour son repos. En outre, le climat de type chaud favorise la présence permanente du soleil. Cependant, pour subvenir au besoin nutritionnel de sa famille, le paysan africain est obligé de cultiver la terre sous le soleil. C'est à cette agriculture d'autosubsistance que se rattache généralement le système économique en milieu rural africain. Dès lors, la vie du paysan se focalise sur la seule activité de la terre. Dans ces conditions, il a tendance à tout expliquer à partir de ses activités. Dans cette optique, le paludisme est considéré par 84% des enquêtés comme une maladie qui sévit pendant la saison sèche (novembre à mars). C'est dans ce contexte qu'il est possible de comprendre et d'établir le lien entre le soleil, les travaux champêtres et le paludisme.

Une des causes non moins négligeables du paludisme est le rapport entre celui-ci et d'autres maladies. En effet, le paludisme est considéré dans ce milieu comme une maladie "opportuniste". Dès lors, il ne survient pas seul mais il "profite" de l'apparition d'autres maladies pour se manifester. Ainsi, pour 22,73% des enquêtés le paludisme affecte l'individu que lorsque celui-ci souffre d'une maladie quelconque et qu'il n'est pas traité dans un bref délai. Aussi dans la perception de la population d'étude, le paludisme serait-il une affection cachée dans toute maladie ; il ne survient que lorsque la première maladie (celle qui est survenue avant l'apparition du paludisme) n'est pas efficacement traitée ou lorsque la guérison est lente. Dans ces conditions, le paludisme étant une maladie qui sévit toute l'année, tout état morbide ou de maladie est considérée d'emblée comme un paludisme puisqu'il en cache indubitablement un. Ainsi, le paludisme se présente comme une notion fourre-tout et la notion de paludisme même devient floue. En conséquence, il est difficile d'établir une typologie claire et définitive du paludisme. Dès lors, la notion de paludisme est relative à chaque communauté, à chaque milieu social. C'est essentiellement à cette conclusion que cette partie du travail de recherche a abouti à travers l'analyse des représentations sociales du paludisme chez les Baoulé-agba.

Tableau VI : Etiologie du paludisme

Causes	**Nombre de réponses***	
	Valeur absolue	**Valeur relative (en %)**
Soleil	221	84
Travaux difficiles	84	31,82
Maladies	60	22,73
Moustiques	26	9,85
Changement de temps	22	8,33
Vent, poussière	07	2,65
Naissance avec la maladie	03	1,14
Alimentation	02	0,76
Mouche tsé-tsé	02	0,76
Ne sais pas	18	6,80
Nombre d'enquêtés	**264**	

* NB : Plusieurs réponses sont possibles
Source : Données d'enquête

3.2- LE TRAITEMENT DU PALUDISME EN MEDECINE TRADITIONNELLE BAOULE-AGBA

Le paludisme sert, dans cette étude, d'illustration au traitement de la maladie chez les Baoulé-agba. Plusieurs étapes jalonnent le processus de soins.

3.2.1- L'automédication traditionnelle

L'automédication peut se définir comme l'utilisation des produits pharmaceutiques ou pharmacologiques sans l'avis d'un praticien moderne ou traditionnel dans le but de traiter une maladie ou de soulager un mal physique. L'automédication traditionnelle est donc l'usage de plantes médicinales sans l'avis d'un thérapeute traditionnel pour soigner une affection. Elle est du ressort de la médecine de bonne mère. Elle est pratiquée par 65,53% des personnes interrogées qui utilisent, en parlant de celle-ci, l'expression "essayer les remèdes disponibles à la maison". Bien souvent, l'automédication moderne comporte des effets pervers dus à la pharmacovigilance mal connue par les utilisateurs. Dès lors, l'automédication, bien plus que d'apporter la guérison au malade contribue, au contraire, à son aggravation. En milieu rural ivoirien, l'automédication moderne est entretenue par les vendeurs ambulants de "produits chinois" ou d'autres produits non agréés qui échappent le plus souvent au contrôle du Ministère de la santé. Ces vendeurs qui n'ont suivi aucune formation médicale ou pharmaceutique s'érigent, pour la vente de leurs produits, en praticiens et font des consultations à leurs patients pour ensuite leur prescrire des ordonnances dont l'achat se fait dans leurs "pharmacies ambulantes".

Dans ces conditions, le risque qu'encourent les populations rurales à l'usage de l'automédication moderne est énorme et met en péril l'efficacité de la médecine moderne à traiter les maladies et en particulier le paludisme.

A l'opposé de l'automédication moderne, l'automédication traditionnelle encourt moins de risques en ce qui concerne la pharmacovigilance. En effet, l'automédication traditionnelle utilise des plantes médicinales à l'état brut ; ce qui réduirait de facto les risques de surdosage et autres réactions chimiques dues à la combinaison des produits utilisés. L'automédication traditionnelle est entretenue par la médecine de bonne mère ou la "médecine à la maison" pour reprendre le terme propre aux enquêtés. C'est généralement les chefs de ménages qui fournissent les plantes médicinales pour le traitement d'un des membres du ménage. A cet effet, la prise de décision pour le traitement d'un enfant malade revient au père (chef de ménage) ou à la mère si celui-ci est non présent. Cependant, sur le plan pratique de l'administration des soins à l'enfant, c'est la mère qui s'en occupe.

3.2.2- La médecine de bonne mère

La médecine de bonne mère dont il est question dans cette étude peut correspondre selon la classification de Kleinman[13] à la médecine populaire c'est-à-dire celle appartenant au cercle de la famille et des voisins. En milieu rural africain, la médecine de bonne mère est le premier recours dans le traitement du

[13] Didier FASSIN (1990). « Maladie et médecines », *dans Sociétés, développement et santé*, Ellipses/Aupelf, Paris, p.44.

paludisme. Elle constitue l'ensemble des soins modernes ou traditionnels apportés par les membres d'une famille à un autre membre malade. Ainsi la femme s'érige-t-elle en général en praticienne pour apporter des soins adéquats au malade.

Dans le cas du paludisme, la médecine de bonne mère est axée sur l'usage des plantes médicinales. Dès lors, elle constitue une automédication traditionnelle. Pour les enquêtés utilisant ce type de médecine, avant de solliciter les services d'un tradithérapeute ou d'un agent de santé moderne, « *il faut essayer les remèdes disponibles à la maison* », c'est-à-dire ceux du père, de la mère ou d'une autre personne de la famille. Cette prise en charge médicale à domicile est faite dans le but de réduire les coûts liés à la prise en charge médicale dans une structure de santé moderne ou chez un tradithérapeute. Comme telle, la médecine de bonne mère est une médecine populaire. Elle est en effet pratiquée par toute personne ayant quelques connaissances médicinales des plantes. Elle constitue les premiers soins apportés au malade de paludisme dès la reconnaissance des premiers symptômes de la maladie. Dès lors, les plantes médicinales utilisées à cet effet sont dites "populaires", c'est-à-dire des plantes connues et utilisées de tous sans avoir recours aux services d'un praticien.

Diverses espèces de plantes sont utilisées par la médecine populaire. Cependant, à partir de la source de fourniture de ces plantes, on peut les classer en deux groupes :

- les extraits de plantes médicinales séchées ;

- les extraits de plantes médicinales fraîches.

Les extraits de plantes médicinales séchées sont généralement des racines, des écorces et des feuilles de plantes séchées. Ces extraits de plantes sont soit achetés sur le marché, soit confectionnés par les utilisateurs.

L'utilisation des plantes médicinales séchées est rendue possible grâce à la pharmacopée qui est une sorte de «pharmacie traditionnelle» fournissant des médicaments à base de plantes. Cependant, en milieu rural africain, d'une manière générale, il n'existe pas de structure appropriée à la vente de ces médicaments. Néanmoins, en dehors de ceux qui sont confectionnés à domicile par les mères, ces médicaments peuvent être achetés soit au marché, soit chez un tradithérapeute. Cependant, la médecine de bonne mère fait aussi usage de feuilles, de racines ou d'écorces fraîches pour le traitement du paludisme. Ces extraits de plantes ne sont pas conservés et ils ne durent que le temps de leur utilisation.

Contrairement aux extraits de plantes médicinales séchées, les extraits de plantes médicinales fraîches concernent l'utilisation des feuilles, des racines et des écorces non conservées pour le traitement du paludisme. En effet, les parties de plantes ne sont recherchées et extraites que lorsqu'un cas de paludisme se présente. La durée de conservation de ces extraits équivaut à la durée de leur utilisation. Bien que la médecine de bonne mère utilise le plus souvent les plantes « populaires », l'exploitation des connaissances dans ce domaine n'est possible que sur l'accord du dépositaire du remède médicinal.

La demande de transfert de connaissances médicinales, à un possesseur est exprimée par l'expression "Aré bo déwa" ; ce qui signifie littéralement "prendre la base, le fond du médicament". Cette expression peut se traduire par une demande de connaissances médicinales dans la prise en charge médicale d'une maladie donnée. Pour agréer la demande, le dépositaire demande de l'argent, de la boisson ou un animal comme le symbole de la transmission de ses connaissances au demandeur. C'est donc après avoir rempli les conditions requises par le dépositaire que le demandeur peut acquérir le droit ou l'autorisation d'utiliser le remède médicinal à ses propres fins. Cependant, la connaissance des plantes dites populaires échappe quelque peu à ces prérequis de transfert de connaissances médicinales.

Au cours de cette étude, l'usage de dix plantes médicinales pour le traitement du paludisme nous a été révélé. Il s'agit en effet de :

- *Alchornea cordifolia ;*
- *Alstonia boonei ;*
- *Azadirachta indica ;*
- *Carica papaya ;*
- *Cochlospermum planchonii ;*
- *Luffla cylindrica ;*
- *Nauclea latifolia ;*
- *Olax subscorpioidea ;*
- *Pericopsis laxiflora ;*
- *Gouania longipetala.*

Alchornea cordifolia est un arbrisseau à multiples branches qui poussent généralement dans les endroits hydraumorphes tels que les bas-fonds. C'est une plante à feuilles simples de la famille des *euphorbiaceae*. Le nom populaire de cette plante en français n'est pas connu mais en baoulé elle porte le nom de *djéka*. *Alchornea cordifolia* est connue comme un excellent remède contre le paludisme. Les feuilles sèches de cet arbrisseau sont les plus recommandées pour la préparation de la décoction antipaludique. Mais les feuilles fraîches peuvent être utilisées aux mêmes fins. Le malade de paludisme, excepté les nouveau-nés, peut boire cette tisane à volonté pendant deux à trois jours. Ce traitement peut être accompagné par un autre traitement per rectum avec les feuilles fraîches de cette même plante.

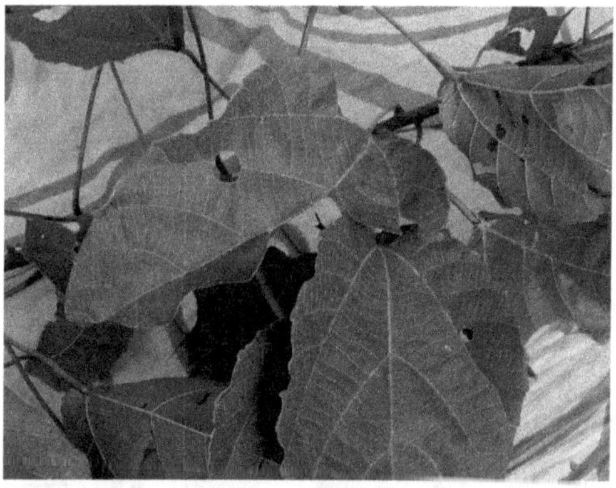

Figure 1 : Feuilles d'*Alchornea cordifolia*

Alstonia boonei est un grand arbre qui pousse généralement en zone forestière ou semi-forestière. C'est une plante à feuilles simples de la famille des *apocynaceae*. En langue locale cette plante porte le nom d'*êmiin*. *Alstonia boonei* est utilisée pour le traitement du paludisme. L'utilisation de cette plante comme un antipaludique ne nécessite pas obligatoirement les services d'un tradithérapeute. Elle relève de la médecine populaire.

L'écorce de cet arbre est la partie utilisée pour le traitement du paludisme. Ainsi est-elle utilisée en macération dans du vin de palme ou dans de l'eau selon l'âge ou la convenance du malade. En effet, s'il s'agit d'un enfant la macération est faite avec de l'eau. En revanche, si c'est un adulte, le vin de palme est recommandé. La préparation de la macération ne dure que quelques heures. La composition d'écorces et du vin ou de l'eau est exposée au soleil pour la réchauffer. La tisane ainsi obtenue, d'un goût très amer, est bue à volonté par le malade durant deux à trois jours. Cependant, le traitement du paludisme par la macération d'*alstonia boonei* doit s'accompagner d'autres traitements pour que le malade recouvre sa santé.

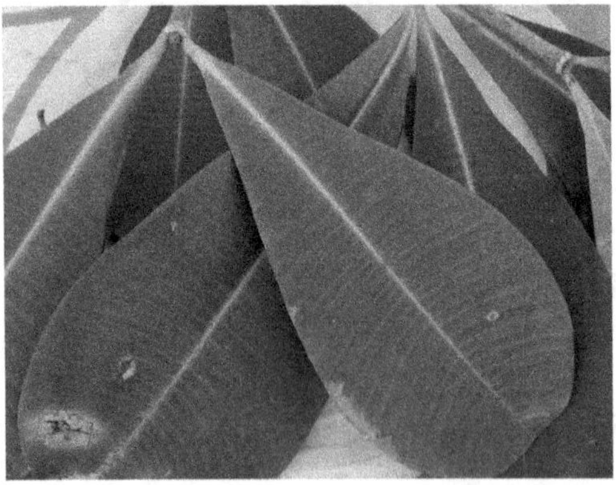

Figure 2 : Feuilles d'*Alstonia boonei*

Azadirachta indica est un arbre à petites feuilles légèrement dentées de la famille des *anacardiaceae*. Il est connu en français sous le nom de neem et en langue locale sous le nom de *djédoi*. *Azadirachta indica* est une plante qui pousse presque partout ; on le trouve aussi bien en zone urbaine qu'en zone rurale. En thérapie traditionnelle, les feuilles de cette plante sont utilisées dans la préparation de bain pour le traitement du paludisme. Celle-ci consiste à porter à ébullition des feuilles d'*azadirachta indica* uniquement ou avec d'autres plantes. La solution obtenue après ébullition est utilisée par le malade pour son bain. Ce traitement à partir du bain d'*azadirachta indica* est accompagné d'autres traitements pour obtenir le rétablissement de la santé du malade car, aux dires de certains enquêtés, « *le paludisme n'est pas seulement sur le corps mais il est aussi dans le ventre* ».

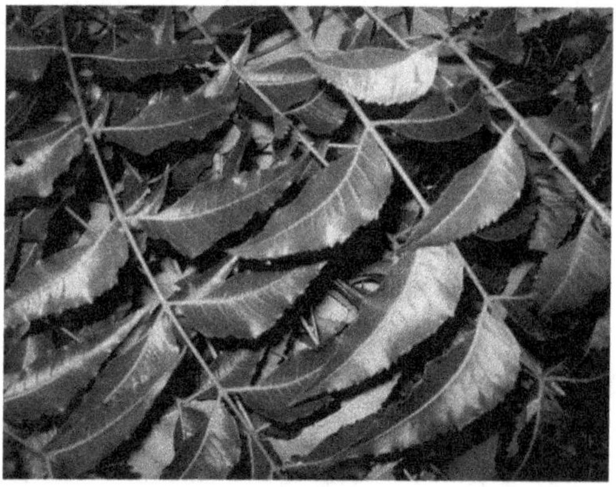

Figure 3 : Feuilles d' d'*Azadirachta indica*

Carica papaya n'est autre que le papayer. C'est une plante fruitière (la papaye) à larges feuilles lobées de la famille des *caricaceae*. Le papayer porte le nom d'*oflê baka* en langue locale. Il est connu pour son utilisation dans le traitement du paludisme. En médecine de bonne mère, le papayer est souvent utilisé pour la préparation du badigeon qui est faite à partir des feuilles jaunies de cette plante. En effet, c'est la mixture faite de ces feuilles et mise au soleil pendant quelque temps (pour le réchauffer) qu'on utilise pour le badigeonnage du malade. Il se fait à longueur de journée. Ce traitement permet au malade, au bout de deux ou trois jours, de recouvrer sa santé ou du moins de ne plus faire de fièvre ou d'avoir le corps chaud.

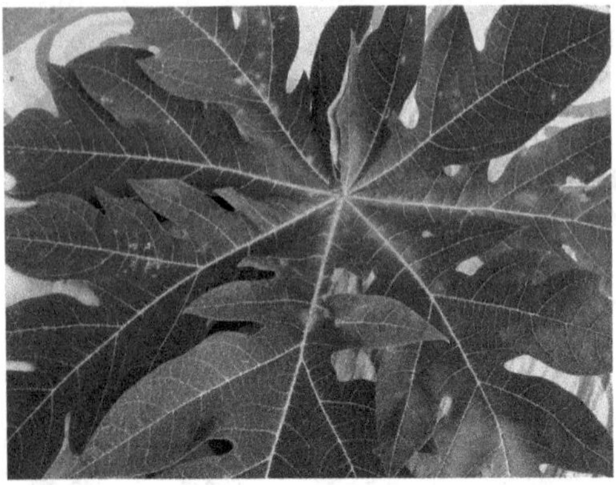

Figure 4 : Feuilles de *Carica papaya*

Cochlospermum planchonii est un arbrisseau à feuilles simples arrondies de la famille des *cochlospernaceae*. C'est une plante qui pousse dans la zone savanicole. Il porte le nom de *moblé djéssé*. Dans la thérapeutique du paludisme, les racines de *cochlospermum planchonii* sont utilisées en macération. Celle-ci donne une couleur orange et un goût amer. Sa préparation ne dure que quelques minutes et le malade peut en boire à volonté. La prise régulière de cette tisane soulage celui-ci et peut dans le cas du paludisme simple rétablir sa santé.

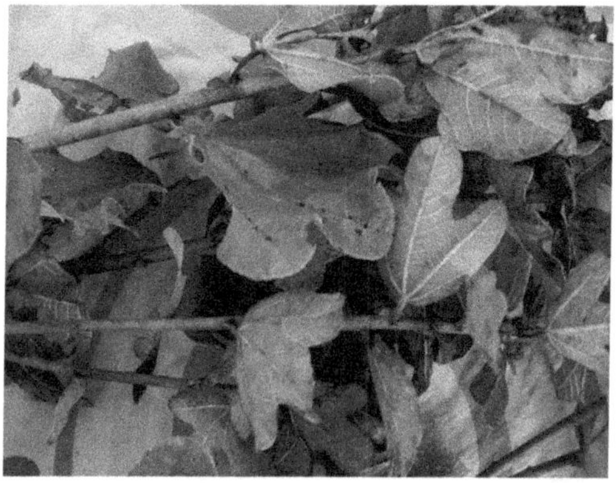

Figure 5 : Feuilles de *Cochlospermum planchonii*

Luffla cylindrica est une liane à feuilles lobées de la famille des *cucurbitaceae. Luffla cylindrica* ou *flomlan* en langue locale pousse généralement dans les endroits humides ou sur les dépotoirs à cause de la richesse de ces derniers en humus. En thérapie naturelle, les feuilles de *luffla cylindrica* servent à préparer un badigeon pour le traitement du paludisme. La mixture des feuilles fraîches de cette liane dans de l'eau est d'abord exposée au soleil pour la réchauffer. Le badigeon est ensuite appliqué sur tout le corps du malade en commençant par la tête. Le badigeonnage à base de *luffla cylindrica* se fait généralement en une journée mais il peut être renouvelé si la santé du malade ne s'améliore pas. Par ailleurs, les moyens de traitement comme le bain, la tisane ou le lavement avec d'autres plantes peuvent accompagner le badigeonnage pour assurer son efficacité.

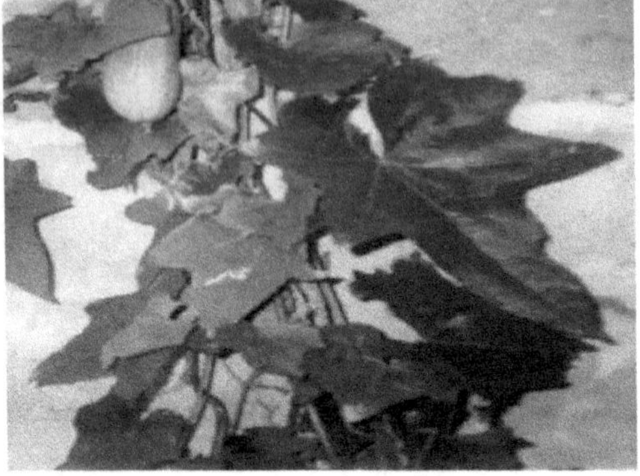

Figure 6 : Feuilles de *Luffla cylindrica*

Nauclea latifolia est un arbuste bien connu de la savane. Il est connu en français sous le nom populaire de badi et d'*atrèlè* ou de *tèlè* en baoulé. *Nauclea latifolia* est un arbrisseau à feuilles simples de la famille des *rubiceae*. Les vertus thérapeutiques de *nauclea latifolia* dans le traitement du paludisme sont contenues dans ses racines. En effet, elles sont récoltées et moulues pour la préparation de la macération antipaludique. Cet antipaludique naturel peut aussi se procurer sur les marchés de plantes médicinales. La prise régulière de cette tisane permet de soulager le malade même si la guérison n'est pas définitivement obtenue.

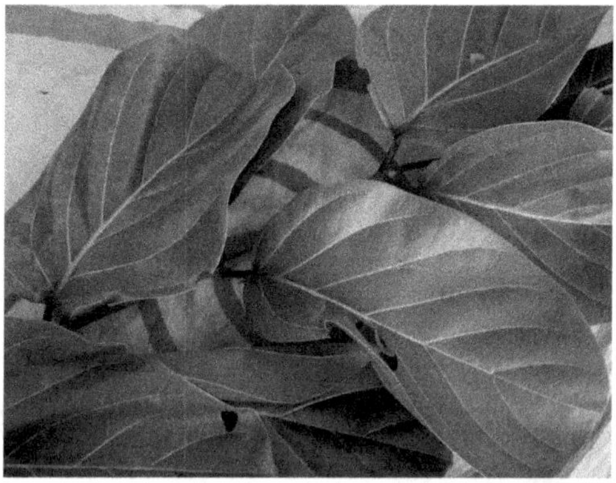

Figure 7 : Feuilles de *Nauclea latifolia*

Olax subscorpioidea est un arbuste à petites feuilles simples de la famille des *olacaceae* connu en langue locale sous le nom d'*akan idjé*. Cette appellation est une métaphore. En effet, le terme *akan* renvoie à une espèce de grosses fourmis noires à odeur désagréable. Quant au terme *idjé*, il renvoie au cure-dent en français. En somme, *akan idjé* signifie littéralement cure-dent d'*akan* (fourmi noire). L'utilisation de cette métaphore dans la nomination de cette plante se justifierait par son odeur désagréable qui est similaire à celle de la fourmi noire. L'*olax subscorpioidea* est doublement utilisée en thérapie traditionnelle pour le traitement du paludisme chez l'enfant comme chez l'adulte. En effet, dans l'univers thérapeutique des Baoulé-agba, les feuilles de cette plante servent à confectionner le "canari de bain" ou *aré n'gna* (comme nous l'avons montré précédemment). Cependant, l'utilisation des feuilles d'*olax subscorpioidea* dans la confection du bain s'accompagne d'autres plantes. Cette pratique est courante en médecine populaire. Les racines de cet arbuste servent à la préparation de macération antipaludique, d'une coloration blanche et d'un goût amer. Comme toutes les macérations ou les décoctions, celle-ci n'a pas de posologie fixe ; le malade s'en sert à volonté jusqu'au recouvrement de sa santé.

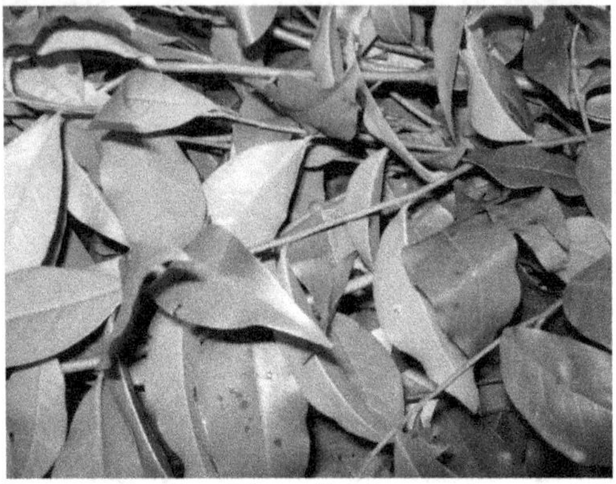

Figure 8 : Feuilles d' O*lax subscorpioidea*

Pericopsis laxiflora est un arbuste à feuilles simples de la famille des *fabaceae*. Il pousse en zone de savane. Le nom populaire de cette plante n'est pas connu. En revanche, elle porte le nom de *kpangui ôkloè* en langue locale. Dans la thérapeutique du paludisme, les racines du *pericopsis laxiflora* sont utilisées pour la confection du lavement. Les racines de cette plante sont d'une couleur rouge ; ce qui a valu d'ailleurs son nom *ôkloè* en baoulé qui signifie rouge. L'administration régulière per rectum de ces racines constitue un complément thérapeutique du paludisme.

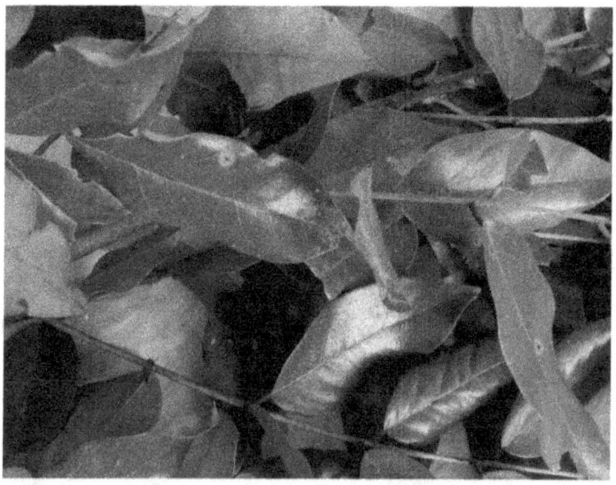

Figure 9 : Feuilles de *Pericopsis laxiflora*

Gouania longipetala est une liane à feuilles simples de la famille des *rhamnaceae*. Elle porte le nom d'*Akônanvoui* en baoulé. Son usage comme un antipaludique est aussi bien connu en milieu rural qu'en milieu urbain. En effet, les lianes écorchées sont faites en rouleaux dans les villages et vendues sur le marché des plantes médicinales dans les villes. Son prix varie selon les marchés mais il est généralement de l'ordre de cent francs (100 F CFA). Son utilisation est très usuelle ; le rouleau de lianes est macéré dans un seau d'eau qu'on expose au soleil pendant quelques heures pour recueillir son essence curative. La solution ainsi obtenue sert d'eau de bain au malade. Le traitement avec les lianes de *gouania longipetala* peut s'étendre sur deux ou trois jours. Cependant, ce bain n'est qu'un complément curatif car il ne peut à lui seul assurer la guérison complète du malade. En revanche, il contribue à faire tomber la fièvre, le corps chaud et la fatigue générale ; ce qui soulage le malade.

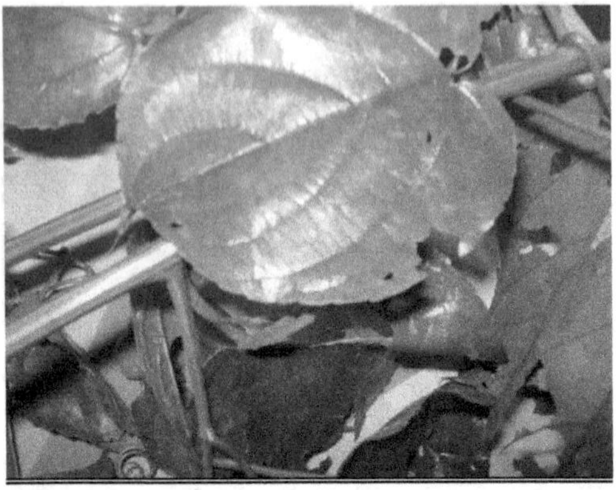
Figure 10 : Feuilles de *Gouania longipetala*

Tableau VII : Récapitulatif des antipaludiques naturels

Nom en Baoulé (2)	**Nom scienti-fique** (1)	**Famille** (1)	**Nom popu-laire** (1)	**Partie utilisée** (2)	**Mode d'utilisa-tion** (2)
Akan idjé	*Olax subs-corpioidea*	*Olaca-ceae*		racines et feuilles	- macéra -tion - bain
Akô-nanvoui	*Gouania longipe-tala*	*Rhamna -ceae*		tige	bain
Atrèlè, Tèlè	*Nauclea latifolia*	*Rubi-ceae*	Badi	racines	macéra-tion
Djéka	*Alchornea cordifolia*	*Euphor-biaceae*		feuilles	décoction
Djédoi	*Azadira-chta indica*	*Anacar-diaceae*	Neem	feuilles	bain
Emiin	*Alstonia boonei*	*Apocyna -ceae*		écorces	macéra-tion
Flomlan	*Luffla cylindrica*	*Cucubi-taceae*		feuilles	badigeon -nage
Kpangui ôkloè	*Pericopsis laxiflora*	*Faba-ceae*		racines	lavement
Moblé djéssé	*Cochlosper -mum planchonii*	*Cochlos perma-ceae*		racines	macéra-tion

Sources : (1)- Centre National de Floristique, Université de Cocody, Abidjan.
(2)- Données d'enquête.

L'analyse de ces plantes médicinales et de leur mode d'utilisation permettent de mettre en relief deux éléments caractéristiques des antipaludiques. Il s'agit en effet de leur goût et de leur efficacité. En général, les antipaludiques à base de plantes médicinales ont un goût amer. Cet élément de similitude les rapproche des antipaludiques modernes (notamment la nivaquine) confectionnés à base de quinine. Ce goût amer commun aux antipaludiques traditionnels ou naturels et aux antipaludiques modernes peut faire penser, sans aucune analyse biologique, à leur relative efficacité. Celle-ci serait liée à la gravité de l'accès palustre. En effet, le traitement du paludisme à partir des plantes à connotation populaire ne peut à lui seul rétablir la santé du malade de paludisme grave. C'est généralement dans le cas d'un paludisme simple ou dans le cas du traitement des prodromes (dépistage précoce du paludisme) que ces antipaludiques peuvent s'avérer efficaces. Par ailleurs, comme on l'a montré dans les analyses précédentes, ces traitements sont, dans la plupart des cas, accompagnés de traitements complémentaires pour assurer leur efficacité. Mais, celle-ci ne peut être obtenue qu'avec des plantes moins populaires dont seuls les tradithérapeutes en ont la connaissance.

L'automédication traditionnelle connaît quelquefois des échecs. Ainsi arrive-t-il que le remède préconisé ne parvienne pas à rétablir la santé du malade. Cependant, cette inefficacité n'est pas appréciée négativement chez les Baoulé-agba car pour ce sous-groupe ethnique «*on ne peut se soigner avec ses propres remèdes*». Cette perception médicale est contenue dans l'expression baoulé "*bé sanou aré ôdéman bé*". En effet, pour cette population, les remèdes d'un chef de ménage ne peuvent servir efficacement à guérir ses membres. C'est pourquoi, le tradithérapeute traditionnel est le plus souvent sollicité quand le remède préconisé par l'automédication ou la médecine de bonne mère ne donne pas de résultats satisfaisants.

3.2.3- Les tradithérapeutes

La médecine traditionnelle ou tradithérapie est le traitement des maladies ou des états pathologiques par l'usage des plantes. Les praticiens de cette médecine sont connus sous plusieurs appellations dont celles-ci : guérisseur, tradipraticiens, tradithérapeutes, naturo-thérapeute, encore médecin traditionnel, etc.

Dans la classification de Kleinman[14], ce type de médecine correspondrait à la médecine folklorique. Cette médecine regrouperait les thérapeutes traditionnels non professionnalisés. Mais, en milieu rural africain, le tradithérapeute est par excellence celui à qui est confiée la prise en charge médicale du malade. Ils sont en effet les dépositaires des connaissances médicinales ayant pour support thérapeutique les plantes. Tout comme dans la pratique, l'acquisition des connaissances médicinales des plantes s'entoure de mystères. C'est l'exploitation du domaine du surnaturel.

La prise en charge médicale d'un malade par un tradithérapeute comporte trois étapes essentielles. La première étape est la consultation, la seconde la confirmation de l'efficacité du traitement et la troisième le mode de payement des soins médicaux.

Dans la plupart des cas, le tradithérapeute en milieu rural africain n'est pas un généraliste. En effet, il ne peut traiter que les maladies dont il a la connaissance. C'est pourquoi, dans le cas du paludisme, certains tradithérapeutes sont spécialisés en une ou quelques

---

[14] Didier FASSIN (1990). « Maladie et médecines», *dans Sociétés, développement et santé*. Paris Ellipses/Aupelf, p.44.

formes. La consultation consiste à l'examen clinique du malade ou au recours à la divination. Les interprétations étiologiques situent le soigneur sur les causes réelles de la maladie et lui permettent également de dresser un schéma thérapeutique approprié. Si le tradithérapeute reconnaît la maladie et qu'il affirme être capable de la traiter alors le malade lui est confié pour sa prise en charge médicale. La première étape qui est la recherche de plantes médicinales dans la brousse pour les premiers soins au malade s'appelle *aroublo.* Ce terme signifie littéralement "entrée en brousse". Cette première étape consiste à donner une modique somme d'argent, de la boisson locale ou un poulet au tradithérapeute. La somme d'argent dépend de la volonté du praticien traditionnel. Cependant, on peut noter que celle-ci varie de 100 francs CFA à 500 francs CFA. Les boissons concernent généralement les vins locaux (quatre litres de vin de palme ou de rônier), un litre de vin de table ou un litre de liqueur locale (*koutoukou).* C'est après le payement de ces préalables que le tradithérapeute apporte au malade ou à sa famille le remède pour le traitement du paludisme. Il s'accompagne de sacrifices car la maladie est considérée comme une offense aux divinités protectrices communautaires ou familiales. Cependant, si les premiers remèdes apportés au malade ne lui permettent pas de recouvrer totalement la santé dans le délai imparti par le tradithérapeute, le renouvellement de ceux-ci peut nécessiter encore de l'argent. En effet, pour certains thérapeutes traditionnels, toute entrée en brousse nécessite de l'argent pour conserver l'efficacité des plantes recoltées. Toutefois, le malade peut changer de tradithérapeute s'il ne recouvre pas sa santé sans rien payer au premier traitant. En revanche, si le malade recouvre sa santé après l'utilisation des remèdes fournis par le tradithérapeute alors la dernière étape de la prise en charge médicale, qui est la confirmation de l'efficacité du traitement, peut commencer. Cette étape de la prise en charge médicale du paludisme est celle qui confirme le recouvrement de la santé du malade. Dès lors que le malade est rétabli de sa maladie, il s'ensuit la phase de reconnaissance et de remerciement du praticien traditionnel. Cette étape est surtout déterminée par les relations entre le praticien et la famille du malade. En effet, si le praticien a des liens de parenté ou d'amitié avec la famille du malade ou le malade alors il peut ne rien exiger. Dans ce cas, le praticien demande au malade ou à sa famille de donner la somme d'argent dont ils disposent pour le remercier. En revanche, s'il n'existe pas de lien de parenté ou d'amitié, le praticien peut exiger de l'argent, un poulet ou de la boisson. Mais en fonction de la gravité du cas de paludisme qui se présente, le praticien peut exiger à la fois toutes ces récompenses précitées. Cette phase de la prise en charge médicale est appelée *aré sou djôlè dilè*, c'est-à-dire littéralement "jugement du prix du médicament". Cela peut se traduire dans le jargon des sciences médicales par "coût de la prise en charge médicale". C'est donc seulement à cette dernière étape que le coût réel de la prise en charge est fixé.

La tarification finale peut être fixée en argent, en boisson (vin de table, vin de palme, vin de rônier, liqueur locale, etc.) ou en animaux (poulet, pintade, etc.) selon la volonté du tradithérapeute. Cependant, à contrario du payement de la tarification première qui était plus ou moins obligatoire, le payement de la tarification finale peut être échelonné. En effet, l'échelonnement peut dépendre du malade qui, dans bien des cas, paye bien plus tard après sa guérison. Dans ces conditions, il a la possibilité de travailler pour payer le tradithérapeute s'il ne dispose pas d'argent au moment de sa guérison. Cet allégement de payement est favorisé par la cohabitation. En effet, le village est un milieu moins vaste où les relations interpersonnelles sont plus fluides. Ainsi chacun est-il repérable facilement dans le village et dans sa famille. Cette situation favorise également la solidarité car le village bien qu'étant une microsociété devient par l'entremise des relations interpersonnelles, des liens familiaux et des alliances, une famille. Cependant, en cas de manquement au payement du droit du thérapeute ou d'éloignement du malade, celui-ci peut être sanctionné par sa rechute, c'est-à-dire sa réaffectation.

CONCLUSION

La lutte antipaludique a toujours été la préoccupation des sciences biomédicales qui focalisent leurs actions sur le vecteur (moustique anophèle femelle) et sur l'agent pathogène de la maladie (*plasmodium falciparum*). Il s'agit en effet de la lutte antivectorielle et de la lutte parasitologique. L'ensemble de ces deux ordres de lutte peut se résumer par la chimioprophylaxie qui n'est autre chose que la prévention des infections par l'administration de produits chimiques.

En aval des recherches biomédicales, les recherches socio-anthropologiques relatives à l'aspect socioculturel de la maladie ont mis l'accent sur la perception de la population. Il ressort de ces études que l'étiologie du paludisme diffère d'une communauté rurale à une autre. Or, jusque là la lutte contre cette maladie s'est focalisée sur son étiologie. Dès lors, la connaissance de ces différentes étiologies à travers la perception des populations rurales peut contribuer nettement à orienter les programmes et méthodes de lutte contre le paludisme dans ces milieux, notamment au niveau de l'éducation sanitaire. Aussi l'étude du paludisme chez les Baoulé-agba peut-elle être entreprise dans bien d'autres communautés rurales vivant en zone d'endémie en Côte d'Ivoire en vue de récolter des données socioculturelles relatives à cette maladie et d'en faire une typologie.

Par ailleurs, l'analyse des représentations religieuses à travers le rôle du sacré visible et invisible dans le processus de guérison de la maladie en médecine traditionnelle a permis la redécouverte de la connaissance positive et ancestrale, assurant la cohésion sociale, la guérison et la protection du groupe. En effet, la place qu'occupent les divinités chez les Baoulé-agba fait que la cause première des états de maladie serait l'offense des divinités protectrices. Dès lors, la quête de guérison passe par l'examen des rapports entre le malade et les divinités protectrices car la manifestation de la maladie serait le reflet de l'atteinte de l'âme du malade. La prise en charge des dimensions spirituelle et phytothérapeutique de la maladie est du ressort de la médecine traditionnelle qui, au moyen de la divination, pourrait communiquer avec les esprits pour révéler l'origine du mal et prodiguer des soins à base de plantes. Dans cette perspective, la prise en compte de ces deux dimensions est incontournable dans le processus thérapeutique des communautés rurales ivoiriennes. D'où la nécessité d'une collaboration franche et fructueuse entre la médecine moderne, la médecine traditionnelle et les sciences sociales, notamment l'anthropologie médicale, au profit de la santé durable de l'Homme en Afrique.

BIBLIOGRAPHIE

ABE N. N. (1998). « La problématique de "culture et santé" en Côte d'Ivoire », *in Repères n°2.*

AGYEPONG I. A. et al. (1992). *Malaria: ethnomedical perceptions and practices in an Adangbe farming community and control,* Perganon Press.

AUGE M., HERZLICH C. (Dir.) (1986). *Le sens du mal.* Paris, archives contemporaines.

BLANCHET A. et al. (1998). *Les techniques d'enquête en sciences sociales.* Paris, Dunod.

BLANCHET A., GOTMAN A. (1992). *L'enquête et ses méthodes : l'entretien.* Paris, Nathan, Collection 128.

BONNET D. (1990). « Anthropologie et santé publique : une approche du paludisme au Burkina Faso », *in Sociétés, développement et santé.* Paris, Ellipses/Aupelf.

BOUDON R. (1993). *Les méthodes en Sociologie.* Paris, P.U.F.

CHAMPAGNE P. et al. (1989). *Initiation à la pratique sociologique.* Paris, Bordas.

CHARMOT G. et al. (1993). « Paludisme », *in Cahiers d'études et de recherches francophones, santé,* vol. 3, numéro 4.

CIBOIS P. (1984). *L'analyse des données en sociologie.* Paris, P.U.F.

CORCUFF P. (1995). *Les nouvelles sociologies.* Paris, Nathan.

DARRIEF F. (1998). *La lutte contre les moustiques nuisants et vecteurs de maladies : l'évaluation de nouveaux insecticides utilisés contre les moustiques en Afrique tropicale.* Paris, Karthala.

DIARRA T. (1993). « Représentations et itinéraires thérapeutiques dans le quartier de Bankoni », *in Se soigner au Mali.* Paris, Karthala & Orstom.

DIOP S. (2000). « Le paludisme chez l'enfant au Mali. Vers une lecture ethno-épidémiologique », *in Les Cahiers d'anthropologie*, n° 3.

DOUDJOU G.R. (2000). *Paludisme pernicieux de l'adulte : analyse parallèle chez les expatriés et les autochtones à Abidjan,* Thèse de Doctorat en Médecine, Université de Cocody.

FASSIN D. (1989). « La place de l'Anthropologie dans les projets de soins de santé primaires », *in Urbanisation et santé dans le tiers monde : transaction épidémiologique, changement social et soins de santé primaires.* Paris, Orstom.

FASSIN D. (1990). « Maladie et médecines », *in Sociétés, développement et santé.* Paris, Ellipses/Aupelf.

GENTILINI M. (1993). *Médecine tropicale.* Paris, Médecine-sciences Flammarion.

GHIGLIONE R., MATALON B. (1985). *Enquêtes sociologiques : théories et pratiques.* Paris, Armand Colin.

GRAWITZ M. (2001). *Méthodes des sciences sociales.* Paris, Dalloz.

HAMZA K. (1998). « Le déclin de la mortalité infantile », *in Jeune Afrique,* n°1932.

HERMAN J. (1986). *Analyse des données qualitatives.* Paris, Masson.

HERZLICH C. (1970). *Médecines, maladie et société.* Paris, Mouton.

HERZLICH C. (1969). *Santé et maladie : analyse d'une représentation sociale.* Paris, Mouton.

HORTON R. (1990). « La pensée traditionnelle africaine et la science occidentale », *in La pensée métisse, Cahiers de l'I.U.ED.* Paris, P.U.F.

HUBERT G., PICHE V. (1995). *La sociologie des populations.* Montréal, Presses universitaires de Montréal, Aupelf/Uref.

I.N.S., ORC Marco (2001). *Enquête démographique et de santé, Côte d'Ivoire 1998-199.* Maryland, Calverton.

JAFFRE Y., OLIVIER DE SARDAN J.P. (1995). « Tijiri, la naissance sociale d'une maladie », *in Cahiers des sciences humaines,* vol. 31, n°4.

JODELET D. (1991). *Les représentations sociales.* Paris, P.U.F.

KOUAKOU N.F. (1978). « Pour une anthropologie médicale africaine », *in Annales de l'Université d'Abidjan, Série F, Tome VII, Ethno-sociologie.*

LE BRAS J. et al. (1993). « Les bases de la chimiorésistance de plasmodium falciparum et ses différents profils », *in Cahiers de santé,* vol.3, n°4.

LOUBET DEL BAYLE J.L. (1978). *Introduction aux méthodes des sciences sociales.* Toulouse, Privat.

MAZIER D. (1991). « Cycle et biologie des plasmodium », *in Paludisme.* Paris, marketing/Ellipses.

MENDRAS H. (1989). *Eléments de sociologie.* Paris, Armand Colin.

MONTOUSSE M. RENOUARD G. (1997). *Cent fiches pour comprendre la sociologie.* Bréal, Rosny.

MOUCHET J. CARNEVALE P. (1991). « Les vecteurs de la transmission », *in Paludisme.* Paris, Marketing/ Ellipses.

MYRIAM R. (1993). « Sumaya dans la région de Sikasso : une entité en évolution », *in Se soigner au Mali.* Paris, Karthala.

M.S.P. (2000). *Prise en charge du paludisme : guide de l'animateur,* Direction de la Coordination du Programme National de Lutte contre le Paludisme de Côte d'Ivoire.

M.S.P. (2001). *Directives du Programme National de Lutte contre le Paludisme.*

M.S.P. (1996). *Plan National de Développement Sanitaire* (1996-2005).

MOUCHET J. et al. (1993). « Typologie du paludisme en Afrique », *in Cahiers de santé,* vol.3, n°4.

MOUCHET J. et al. (1991). « Paludisme et lutte antivectorielle en Afrique tropicale », *in Cahiers d'études et de recherches francophones,* vol.1, numéro 4.

NIANGUE J. (2001). *Lutte contre le paludisme en Côte d'Ivoire,* Ministère de la santé publique, Abidjan.

LAPLANTINE F. (1976). *Maladies mentales et thérapies traditionnelles en Afrique noire.* Paris, Editions universitaires.

LINTON R. (1977). *Le fondement culturel de la personnalité.* Paris, Dunod.

LOMBARD J. (1998). *Introduction à l'ethnologie.* Paris, Armand Colin.

OLIVIER DE SARDAN J.P. (1990). « Sociétés et développement », *in Sociétés, développement et santé.* Paris, Ellipses/Aupelf.

O.M.S. (1998). « Faire reculer le paludisme », aide-mémoire n°203.

O.M.S. (1997). *La situation du paludisme dans le monde : relevé épidémiologique hebdomadaire,* n°36.

PAIRAULT C. (1993). « A propos de l'efficacité médicale en Afrique noire », *in Se soigner au Mali.* Paris, Karthala & Orstom.

QUIVY R. CAMPENHOUTL.V. (1995). *Manuel de recherche en sciences sociales*. Paris, Dunod.

ROZENDAAL J.A. (Dir.) (1999). *La lutte antivectorielle : méthodes à usage individuel et communautaire.* Genève, O.M.S.

SECA J.M (2002). *Les représentations sociales.* Paris, Armand Colin.

UNICEF (1999). *Faire reculer le paludisme.*

WALLACE P. (1993). « Les antimalariques : situation actuelle et perspectives », *in Cahiers de santé,* vol. 3, n°4.

WERY M. (1993). « Les coûts du paludisme et son impact socio-économique en Afrique », *in Cahiers de santé,* vol. 3, n°4.

TRAPE J.F. (1989). « Paludisme et urbanisation en Afrique centrale », *in Urbanisation et santé dans le tiers monde : transaction épidémiologique, changement social et soins de santé primaires*. Paris, Orstom.

ZEMPLENI A. (1985). « La "maladie" et ses "causes" », *Ethnographie.*

TABLE DES MATIERES

L'Afrique aux éditions L'Harmattan

Dernières parutions

PÉTAUDIÈRE (LA) COLONIALE
Canu Adrien-Henri - Présentation de Boris Lesueur avec la collaboration de Roger Little
Les dénonciations des scandales nés des relations entre la France et le continent africain ne sont pas neuves. Dès la conquête, ce qui se passait aux colonies était scandaleux : népotisme, corruption, prévarication, incompétence... tous les vices de la République se répandaient outre-mer, créant une vraie pétaudière ! Le réquisitoire d'A. H. Canu n'épargne personne, ni la Marine, ni le tout nouveau ministère des Colonies, ni le lobby colonial et son personnage emblématique Eugène Étienne.
(Coll. Autrement mêmes, 24.00 euros, 196 p.)
ISBN : 978-2-343-00210-1, ISBN EBOOK : 978-2-296-51713-4

PARTENAIRES EN DÉVELOPPEMENT ET RÉDUCTION DE LA PAUVRETÉ EN AFRIQUE NOIRE
Amouzou Essè
Cet ouvrage jette un regard assez sceptique sur la lutte contre la pauvreté. Cette démarche humaniste qui est récurrente dans les discours des grands décideurs mondiaux et des organismes internationaux tranche étrangement avec la persistance de la pauvreté dans les sociétés du Tiers Monde. Le contraste se trouve ici éludé par une exploration objective des ressorts opaques des mécanismes financiers et des relations peu transparentes entre le Nord et le Sud.
(Coll. Études africaines, 27.00 euros, 270 p.)
ISBN : 978-2-336-00230-9, ISBN EBOOK : 978-2-296-51700-4

DÉMOCRATIE (LA) À L'ÉPREUVE DU RÉGIONALISME EN AFRIQUE NOIRE
Amouzou Essè
Cet ouvrage fait le bilan analytique des expériences africaines du multipartisme amorcé à l'entrée de la décennie 1990. Il relate les dominances événementielles des révolutions démocratiques en Afrique subsaharienne. Les grandes tendances de cette période résident dans les conférences nationales, l'adoption de constitutions démocratiques et des élections comme mode de dévolution du pouvoir. L'élément identitaire qui va miner les expériences démocratiques en Afrique noire est mis en exergue.
(Coll. Études africaines, 23.00 euros, 222 p.)
ISBN : 978-2-336-00267-5, ISBN EBOOK : 978-2-296-51699-1

IMPUNITÉ – Jusqu'où l'Afrique est-elle prête ?
Cours Nouveau, Revue africaine trimestrielle de stratégie et de prospective 9, 10, 2013
L'attitude toute récente de l'Afrique et des Africains de poursuivre en Afrique même, les leaders et les dirigeants convaincus de crimes contre l'Humanité, exprime une inversion de tendance qu'il y a lieu de soutenir et d'élargir, pour les portes qu'elle ouvre comme pour les nouvelles lignes d'horizon de pensée et d'action qu'elle laisse entrevoir. Voici donc venu le temps de repenser les questions stratégiques de l'Afrique, à commencer par celle des futurs Africains, en rapport avec l'action.
(37.00 euros, 356 p.)
ISBN : 978-2-343-00208-8, ISBN EBOOK : 978-2-296-51626-7

QUI MENACE LA PAIX ET LA STABILITÉ EN AFRIQUE ?
Yomba Ngué Roger - Préface d'Emmanuel Argo
L'Afrique a malheureusement été le théâtre de nombreux conflits, dus au legs de la période coloniale et de la traite négrière, mais aussi à cause des répercussions des migrations incontrôlées, de l'injustice sociale, de la corruption, de l'autoritarisme des dirigeants etc. Le plus important, c'est l'enseignement qu'on en tire et les décisions que l'on prend pour en sortir afin de construire un avenir plus probant et prometteur pour les générations futures.
(Coll. Harmattan Côte-d'Ivoire, 26.50 euros, 268 p.)
ISBN : 978-2-336-00607-9, ISBN EBOOK : 978-2-296-51543-7

CULTURES VIRILES ET IDENTITÉ FÉMININE – Essai sur le genre en Afrique subsaharienne
Djombe Calvin Thomas
Le principe mythologique et cosmogonique africain implique des constructions religieuses, imaginaires qui fondent une puissance virile symbolique. Son pouvoir induit une injonction à la stigmatisation de la femme. Le projet d'une philosophie féministe africaine suppose de repenser, de reconcevoir l'ensemble des paradigmes de cette société ; il traduit une volonté de déconstruction de ces conditions assujettissantes pour déboucher sur la reconstruction autonome de l'identité féminine.
(Coll. Etudes africaines, 32.00 euros, 236 p.)
ISBN : 978-2-336-29147-5, ISBN EBOOK : 978-2-296-51623-6

PRÉOCCUPATIONS ENVIRONNEMENTALES ET DROIT DE L'ENTREPRISE DANS L'ESPACE OHADA
Tairou Yafradou Adam
Prévu pour promouvoir les investissements en Afrique à travers la sécurisation juridique et judiciaire des activités économiques, et non pour protéger l'environnement, l'analyse des instruments que le droit OHADA développe fait ressortir qu'ils peuvent favoriser la protection de l'environnement tant par l'entreprise *in bonis* que par l'entreprise en redressement puis en liquidation judiciaires.
(Coll. Études africaines, 41.00 euros, 432 p.)
ISBN : 978-2-296-99391-4, ISBN EBOOK : 978-2-296-51723-3

MANIFESTE DE LA RENAISSANCE AFRICAINE
Entre la mémoire et la prophétie
Dessinga Giscard Kevin
Restituer l'histoire aux générations africaines montantes, établir la part de responsabilité historique des uns et des autres, poser le problème de l'Afrique en termes de responsabilité partagée et, enfin, lancer un SOS pour que l'Afrique devienne la première préoccupation des Africains et de tous ceux qui aiment l'Afrique… c'est offrir aux nouvelles générations les armes dont elles ont besoin pour envisager le futur, sans complexes mais avec détermination, lucidité et dignité.
(Coll. Harmattan Italia, 14.00 euros, 88 p.)
ISBN : 978-2-336-00032-9, ISBN EBOOK : 978-2-296-51610-6

COMPRENDRE LA GOUVERNANCE
Hatcheu Tchawe Emil
Cet ouvrage est une contribution à la compréhension et à la pratique du «vivre ensemble» et du «gérer ensemble» en toute transparence. Les mutations de la société contemporaine, les crises qui ébranlent les certitudes et les acquis, l'émergence de nouveaux acteurs qui exigent d'être pris en compte dans la gestion des affaires qui les concernent, sont autant de motifs qui imposent que le concept de gouvernance soit revisité en permanence.
(Coll. Harmattan Cameroun, 18.00 euros, 168 p.)
ISBN : 978-2-336-00927-8, ISBN EBOOK : 978-2-296-52996-0

MONDIALISATION (LA) ET LA SOCIÉTÉ DE L'INFORMATION
Quelle place pour l'Afrique au sud du Sahara ?
Zongo Rachel - Préface de Serge Théophile Balima
Face aux enjeux de la mondialisation et les défis du développement de la communication dans les pays en développement, quelle place l'Afrique subsaharienne occupe-t-elle dans cette société globalisée ? Quelle solution la communauté internationale préconise-t-elle contre la fracture numérique pour lutter contre la pauvreté et favoriser le développement des sociétés africaines ?
(Coll. Etudes africaines, 48.00 euros, 510 p.)
ISBN : 978-2-336-00899-8, ISBN EBOOK : 978-2-296-53022-5

ÉTALEMENT (L') URBAIN EN AFRIQUE – Défis et paradoxes
Sous la direction de Hatcheu Tchawe Emil
On prévoit un triplement des zones urbaines entre 2000 et 2030 dans les pays en voie de développement. Voici un panorama des questions que pose l'étalement des villes camerounaises et congolaises : la question foncière, la survie dans les mangroves, la crise de l'eau potable, les limites des villes nouvelles, la gestion des déchets...
(Coll. Harmattan Cameroun, 25.50 euros, 248 p.)
ISBN : 978-2-336-00928-5, ISBN EBOOK : 978-2-296-53006-5

PARTENARIAT (LE) EUROPE-AFRIQUE
DANS LA MONDIALISATION
Nkunzumwami Emmanuel
Voici les parcours historiques des relations entre Africains et Européens depuis environ cinq siècles. L'ouvrage propose une nouvelle organisation de

l'Afrique sur ses cinq régions, en vue d'exploiter et rentabiliser leurs immenses richesses naturelles pour la relance de leur développement économique et social. L'Europe peut y contribuer par le savoir-faire industriel et la maîtrise des technologies qui manquent à l'Afrique. Le partenariat entre l'Europe et l'Afrique devient alors l'une des clés de succès dans la mondialisation.
(Coll. Etudes africaines, 37.50 euros, 374 p.)
ISBN : 978-2-296-99820-9, ISBN EBOOK : 978-2-296-51482-9

PROBLÉMATIQUE (LA) DE L'ÉTAT DE DROIT EN AFRIQUE DE L'OUEST
Cissé Losséni
Maintenir la Paix et la Sécurité internationales, telles sont quelques-unes des missions fondamentales des grandes institutions internationales multilatérales, qu'il s'agisse de l'ONU ou de l'Union Africaine. Or, les outils juridiques et diplomatiques propres à chacune de ces institutions supranationales se trouvent parfois inappropriés à la résolution des conflits. L'auteur s'appuie sur des cas d'école qui ont la pertinence de situer la réflexion au coeur de l'actualité la plus récente.
(Coll. Etudes africaines, 28.00 euros, 284 p.)
ISBN : 978-2-336-00252-1, ISBN EBOOK : 978-2-296-51483-6

UNION (L') AFRICAINE FACE AUX CONTRAINTES DE L'ACTION COLLECTIVE
Mvelle Guy
Cet ouvrage montre que, contrairement à l'idée d'une division de l'Afrique à partir des identités francophones et anglophones ou à partir d'une partition entre adversaires et partisans d'une intégration immédiate ou par étapes, l'absence de cohésion observée au sein de l'Union africaine a pour source les comportements stratégiques adoptés par certains États, pourtant engagés officiellement dans une action collective.
(Coll. Harmattan Cameroun, 15.50 euros, 156 p.)
ISBN : 978-2-336-00894-3, ISBN EBOOK : 978-2-296-51507-9

APPROCHES NAÏVES DU NOIR DANS LES MÉDIAS FRANÇAIS
Discours et identités problématiques
Bibang Claver
Comment le Noir, négro-africain ou négro-antillais, est-il perçu dans les médias français. Mis en procès et travaillés par les médias, Noirs et Blancs, au-delà de toute procédure manichéenne, se font héritiers d'une longue tradition de stéréotypes, pourvoyeurs et vecteurs de prêt-à-penser qui fondent en partie leur légitimité dans le langage. Cet ouvrage travaille à la déconstruction de ces idées reçues.
(Coll. Pensée Africaine, 21.00 euros, 208 p.)
ISBN : 978-2-336-00588-1, ISBN EBOOK : 978-2-296-51381-5

L'HARMATTAN, ITALIA
Via Degli Artisti 15; 10124 Torino

L'HARMATTAN HONGRIE
Könyvesbolt ; Kossuth L. u. 14-16
1053 Budapest

ESPACE L'HARMATTAN KINSHASA
Faculté des Sciences sociales,
politiques et administratives
BP243, KIN XI
Université de Kinshasa

L'HARMATTAN CONGO
67, av. E. P. Lumumba
Bât. – Congo Pharmacie (Bib. Nat.)
BP2874 Brazzaville
harmattan.congo@yahoo.fr

L'HARMATTAN GUINÉE
Almamya Rue KA 028, en face du restaurant Le Cèdre
OKB agency BP 3470 Conakry
(00224) 60 20 85 08
harmattanguinee@yahoo.fr

L'HARMATTAN CAMEROUN
BP 11486
Face à la SNI, immeuble Don Bosco
Yaoundé
(00237) 99 76 61 66
harmattancam@yahoo.fr

L'HARMATTAN CÔTE D'IVOIRE
Résidence Karl / cité des arts
Abidjan-Cocody 03 BP 1588 Abidjan 03
(00225) 05 77 87 31
etien_nda@yahoo.fr

L'HARMATTAN MAURITANIE
Espace El Kettab du livre francophone
N° 472 avenue du Palais des Congrès
BP 316 Nouakchott
(00222) 63 25 980

L'HARMATTAN SÉNÉGAL
« Villa Rose », rue de Diourbel X G, Point E
BP 45034 Dakar FANN
(00221) 33 825 98 58 / 77 242 25 08
senharmattan@gmail.com

L'HARMATTAN TOGO
1771, Bd du 13 janvier
BP 414 Lomé
Tél : 00 228 2201792
gerry@taama.net

Achevé d'imprimer par Corlet Numérique - 14110 Condé-sur-Noireau
N° d'Imprimeur : 97676 - Dépôt légal : mai 2013 - *Imprimé en France*

www.ingramcontent.com/pod-product-compliance
Lightning Source LLC
LaVergne TN
LVHW051400061026
849535LV00009B/3288
* 9 7 8 2 3 4 3 0 0 8 1 5 8 *